脑病学科群指标集

Neurological Diseases Data Criteria

主　编　戎利民　杨钦泰
副主编　陆正齐　邱　伟

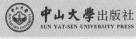中山大学出版社
SUN YAT-SEN UNIVERSITY PRESS

·广州·

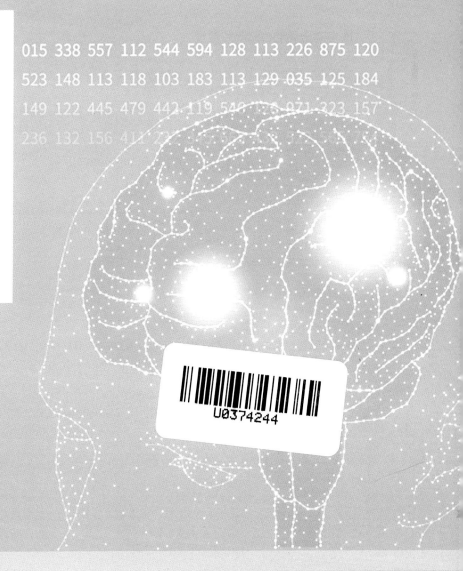

版权所有　翻印必究

图书在版编目（CIP）数据

脑病学科群指标集/戎利民，杨钦泰主编. —广州：中山大学出版社，2022.8
ISBN 978-7-306-07583-3

Ⅰ.①脑… Ⅱ.①戎… ②杨… Ⅲ.①脑病 Ⅳ.①R742

中国版本图书馆 CIP 数据核字（2022）第 119633 号

出版人：王天琪
策划编辑：鲁佳慧
责任编辑：鲁佳慧　吴茜雅
封面设计：林绵华
责任校对：袁双艳
责任技编：靳晓虹
出版发行：中山大学出版社
电　　话：编辑部 020 - 84110283，84113349，84111997，84110779，84110776
　　　　　发行部 020 - 84111998，84111981，84111160
地　　址：广州市新港西路 135 号
邮　　编：510275　　传　　真：020 - 84036565
网　　址：http://www.zsup.com.cn　E-mail：zdcbs@mail.sysu.edu.cn
印 刷 者：佛山市浩文彩色印刷有限公司
规　　格：787mm×1092mm　1/16　14.625 印张　300 千字
版次印次：2022 年 8 月第 1 版　2022 年 8 月第 1 次印刷
定　　价：59.80 元

如发现本书因印装质量影响阅读，请与出版社发行部联系调换

本书编委会

主　审：戎利民（中山大学第三附属医院，国家神经区域医疗中心建设单位）

主　编：戎利民（中山大学第三附属医院，国家神经区域医疗中心建设单位）

　　　　杨钦泰（中山大学第三附属医院，国家神经区域医疗中心建设单位）

副主编：陆正齐（中山大学第三附属医院，国家神经区域医疗中心建设单位）

　　　　邱　伟（中山大学第三附属医院，国家神经区域医疗中心建设单位）

编　者：（按姓氏拼音字母排序）

　　　　陈逸龙（广州天鹏计算机科技有限公司）

　　　　崇雨田（中山大学附属第三医院）

　　　　郭　英（中山大学附属第三医院）

　　　　何海勇（中山大学附属第三医院）

　　　　简文华（广州医科大学附属第一医院，广州呼吸健康研究院）

　　　　江　滢（中山大学附属第三医院）

　　　　刘　迅（中山大学附属第三医院）

　　　　刘春新（中山大学附属第三医院）

刘子锋（中山大学附属第三医院）

柳亚启（中山大学附属第三医院）

彭　沛（中山大学附属第三医院）

彭福华（中山大学附属第三医院）

丘惠平（广州天鹏计算机科技有限公司）

田福成（中山大学附属第三医院）

汪求精（中山大学附属第三医院）

王翼洁（中山大学附属第三医院）

魏　磊（中山大学附属第三医院）

吴昊天（中山大学附属第三医院）

叶方全（广州天鹏计算机科技有限公司）

张　嘉（暨南大学生命科学技术学院，广州天鹏计算机科技有限公司）

张　哲（广州医科大学附属第一医院，广州呼吸健康研究院）

张保豫（中山大学附属第三医院）

张炳俊（中山大学附属第三医院）

张晓东（中山大学附属第三医院）

郑劲平（广州医科大学附属第一医院，广州呼吸健康研究院）

周林丽（中山大学附属第三医院）

作者简介

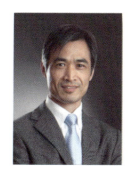

戎利民 教授，主任医师，博士研究生导师。国家重点研发计划项目首席科学家、广东省医学领军人才、中山大学名医。现任中山大学附属第三医院院长、国家药品监督管理局"细胞类产品质量研究与评价重点实验室"主任、中国骨科住院医师规范化培训示范基地主任、全国住院医师规范化培训骨科专业骨干师资培训基地主任、广东省微创脊柱外科工程技术研究中心主任、广东省微创脊柱外科质量控制中心主任、广东省干细胞类产品监管服务体系构建重点实验室主任、广州市脑神经重大疾病与创新技术转化重点实验室主任。兼任国际脊柱内镜外科学会（International Society of Endoscopic Spine Surgery，ISESS）执行委员、中国医师协会骨科医师分会脊柱微创学组组长、中国康复医学会脊柱脊髓专业委员会青年委员会主任委员、广东省医学会脊柱外科学分会主任委员、广东省医师协会骨科医师分会主任委员。近年来，主持国家重点研发计划项目 1 项、国家自然科学基金项目 4 项、广东省重点领域研发计划项目 1 项、广州市健康医疗协同创新重大专项 1 项。在 *Journal of Pineal Research*，*Neurology*，*Molecular Therapy*，*Spine*，*European Spine Journal*，*Cytotherapy* 等期刊上发表学术论文 60 多篇，出版学术专著 2 部。获中山大学"芙兰奖"1 项，获得国家发明及实用新型专利 10 多项。

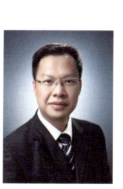

杨钦泰 教授，主任医师，博士研究生导师。广东省医学杰出青年人才。现任中山大学附属第三医院副院长、耳鼻咽喉头颈外科和变态反应（过敏）专家，专业领域为鼻科学与大数据人工智能。兼任中华医学会耳鼻咽喉头颈外科学分会青年委员会副主任委员、广东省医学会变态反应学分会候任主任委员、广东省医学会耳鼻咽喉头颈外科分会常务委员、广东省医师协会耳鼻咽喉头颈外科分会常务委员、广东省医学会人工智能分会常务委员、广东省药学会耳鼻咽喉头颈外科用药委员会常务委员、中国医疗健康促进会过敏分会常务委员/副秘书长等。承担国家级（主持国家自然科学基金区域创新发展联合基金项目 1 项、国家自然科学基金面上项目 3 项）、省级、市级等科研课题 20 项，发表相关研究论文 80 多篇，在 *The New England Journal of Medicine*，*The BMJ*，*Journal of Allergy and Clinical Immunology*，*Allergy*，*EBioMedicine* 等国外知名学术期刊上发表高质量论文近 35 篇，参与编写相关著作 5 部。获得国家发明专利 3 项、实用新型专利 8 项。

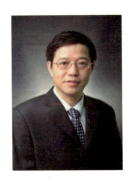

陆正齐 教授，主任医师，博士研究生导师。美国匹兹堡大学高级访问学者、国家卫计委脑卒中防治突出贡献专家。现任中山大学附属第三医院精神与神经疾病研究中心常务副主任、神经内科主任。兼任中国卒中学会脑小血管病分会主任委员、广东省医学会神经病学分会主任委员、中国老年学及老年医学会脑认知与健康分会副主任委员、国家卫生健康委员会脑卒中防治工程专家委员会脑小血管病专业委员会副主任委员、中华医学会和中国医师协会神经病学分会委员，《中华神经科杂志》《中华医学杂志》《中国神经精神杂志》编委。主要研究领域为脑血管病、痴呆及神经免疫性疾病。主持国家自然科学基金项目5项，省、部级重大基金项目6项，省自然科学基金项目和省计划项目10项；以第一作者或通讯作者在 Science 子刊 Science Advances 和 Nature 子刊 Signal Transduction and Targeted Therapy，以及 Stroke、Neurology 等上发表高质量论文20篇。以第一完成人身份获得广东省科技进步奖二等奖1项、广东省医学科学技术奖二等奖1项，以第二完成人身份获得广东省科技进步奖二等奖2项、教育部科技进步奖二等奖1项。

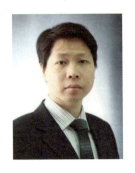

邱伟 教授，主任医师，博士研究生导师。广东省杰出青年医学人才。现任中山大学附属第三医院院长助理、神经内科副主任、精神与神经疾病研究中心办公室主任。兼任中国免疫学会神经免疫学组委员兼秘书，中国卒中学会免疫分会常务委员兼秘书长，中国神经科学学会胶质细胞分会副主任委员，广东省卒中学会免疫分会主任委员，广东省医师协会神经内科分会副主任委员，广东省医学会神经病学分会常委、神经免疫学组组长等。主要研究方向为神经免疫性疾病的发病机制（遗传、免疫）及临床研究（流行病学、影像及药物临床试验）。主持国家自然科学基金项目4项、广东省科技计划及广东省自然科学基金项目5项、广州市科技计划项目多项。以第一作者或通讯作者在 Nano Today，Clinical and Translational Medicine，Journal of Neurology Neurosurgy and Psychiatry，Multiple Sclerosis，European Journal of Neurology 等国内外知名学术期刊上发表论文80多篇。主编《认识视神经脊髓炎谱系疾病》，担任《多发性硬化》《神经免疫学新进展》等6部图书的副主编。获教育部科技进步二等奖、广东省科学技术奖二等奖各1项。

前 言

随着生活习惯、人口结构的改变及社会压力的增大，人类疾病谱逐渐发生变化，脑疾病已成为人类健康的重要杀手。脑血管病、神经肿瘤疾病、阿尔茨海默病、儿童自闭症、抑郁症等神经精神疾患的发病率不断增加，神经免疫性疾病、中枢神经系统感染性疾病等预后尚不理想的疾病严重降低患者生存质量，脑脊髓损伤治疗康复需求人群庞大。

然而，人类大脑极其复杂，我们目前对其的认知还只是冰山一角。为探索大脑奥秘，美国、欧盟、日本脑计划陆续启动，中国脑计划也已于2016年正式拉开序幕。中国脑计划的核心为"一体两翼"："一体"指以人类认知的神经基础为核心主体；"两翼"包括以探索大脑秘密、攻克大脑疾病为导向的脑科学研究，以及以人工智能技术为导向的类脑研究。面向人类健康需求，对脑疾病的研究是脑科学的"重中之重"。

中山大学附属第三医院在脑疾病的长期诊疗研究过程中，形成了涵盖神经内科、神经外科、脑血管外科、脊柱外科、儿童发育行为中心、精神（心理）科、康复医学科在内的脑病学科群。该学科群致力于脑重大疾病的攻关，并联合医学大数据与人工智能中心，运用大数据和人工智能技术，专注于医学领域的脑科学与类脑研究。以脑疾病为出发点，中山大学附属第三医院精神与神经疾病研究中心（即"脑病中心"）对脑病学科各业务系统的数据进行汇集，参照国际与国内标准开展数据深度整理，逐步建立了一套高质量的数据标准。这套标准的制定采取分阶段、分步骤的策略，先期编写了脑卒中、多发性硬化、隐球菌性脑膜炎、垂体腺瘤、颅内动脉瘤5个病种的指标集，主要参照《中国公共卫生信息分类与基本数据集》《卫生信息数据元目录》等医疗信息化领域的行业标准，在指标名称、指标定义、值域等方面还参照《诊断学》《神经病学》《外科学》等相关专业教材、疾病诊治指南、专家共识及文献资料等。本书从患者个人基本情况、门急诊/出入院基本情况、临床表现、检验检查、诊疗用药、手术、预后7个方面选取了以上5个病种的相关指标。此书完成之际，脑病大数据平台已建成并运行良好，书中所列指标均已依托大数据平台而生成，有望极大地提高专科医生数据利用之效率。

在本书编写过程中，我们得到了神经内科、神经外科、脑血管外科专家与研究人员们的大力支持。本书由中山大学附属第三医院精神与神经疾病研究中心办公室组织、大数据人工智能中心协同、广州天鹏计算机科技有限公司协助编写，在此，我们深表感谢！同时，本书承蒙广东省重点领域研发计划项目（编号：2020B0101130015）、广州市校（院）联合资助（登峰医院）市重点实验室建设项目（编号：202102010009）、广州市校（院）联合资助（登峰医院）基础与应用基础研究项目（编号：202102010263）的支持编写出版，在此一并致谢！

我们希望，此指标集的制定可以促进脑病领域、医学大数据领域相关机构和团队的学术交流。未来，我们仍将不断延展指标集范围，逐步增加所覆盖的专科和病种，并期待能将指标集推广到中南六省乃至全国，实现高质量、结构化临床信息资源的整合利用。随着医学的发展，脑疾病的相关指标也在不断增补、更新中，本书难免存在错漏之处，我们希望并欢迎各位同道和读者予以指正，与我们共同讨论、修订、完善！

戎利民　杨钦泰

国家神经区域医疗中心建设单位

中山大学附属第三医院精神与神经疾病研究中心

2021 年 4 月

目　录

一、脑卒中指标集（601 个指标） ··· 1

二、多发性硬化指标集（602 个指标） ·· 67

三、隐球菌性脑膜炎指标集（337 个指标） ·· 133

四、垂体腺瘤指标集（152 个指标） ·· 171

五、颅内动脉瘤指标集（313 个指标） ·· 189

一、脑卒中指标集（601 个指标）

脑卒中指标集见表1。

表1 脑卒中指标集

序号	一级分类	二级分类	指标名称	定义	变量类型	值域	取值来源	指标来源
1	人口学及社会经济学特征	基本信息	姓名	个体的姓名	字符	/	病案首页—姓名	《电子病历基本数据集 第1部分：病历概要》（WS 445.1—2014）
2	人口学及社会经济学特征	基本信息	性别	个体的性别	字符	男/女	病案首页—性别	《电子病历基本数据集 第1部分：病历概要》（WS 445.1—2014）
3	人口学及社会经济学特征	基本信息	年龄	个体的年龄	数值	/	病案首页—年龄	《电子病历基本数据集 第1部分：病历概要》（WS 445.1—2014）
4	人口学及社会经济学特征	基本信息	住院号	个体的住院号	字符	/	病案首页—住院号	《电子病历基本数据集 第1部分：病历概要》（WS 445.1—2014）
5	人口学及社会经济学特征	基本信息	门诊号	按照某一特定编码规则赋予门诊就诊对象的顺序号	字符	/	门诊记录	《卫生信息数据元目录 第2部分：标识》（WS 363.2—2011）

续表1

序号	一级分类	二级分类	指标名称	定义	变量类型	值域	取值来源	指标来源
6	人口学及社会经济学特征	基本信息	医疗付费方式	个体单次住院诊疗所发生费用的支付方式在特定编码体系中的代码	字符	城镇职工基本医疗保险/城镇居民基本医疗保险/新型农村合作医疗/贫困救助/商业医疗保险/全公费/全自费/其他社会保险/其他/公医/自费/医保	病案首页—医疗付费方式	《电子病历基本数据集 第10部分：住院病案首页》（WS 445.10—2014）
7	人口学及社会经济学特征	基本信息	出生日期	个体出生当日的公元纪年日期	日期	/	病案首页—出生日期	《卫生信息数据元目录 第3部分：人口学及社会经济学特征》（WS 363.3—2011）
8	人口学及社会经济学特征	基本信息	出生地	个体出生时所在地点的省、自治区或直辖市名称	字符	/	病案首页—出生地	《电子病历基本数据集 第10部分：住院病案首页》（WS 445.10—2014）
9	人口学及社会经济学特征	基本信息	国籍	个体所属国籍在特定编码体系中的代码	字符	《世界各国和地区名称代码》（GB/T 2659—2000）	病案首页—国籍	《卫生信息数据元目录 第3部分：人口学及社会经济学特征》（WS 363.3—2011）

续表1

序号	一级分类	二级分类	指标名称	定义	变量类型	值域	取值来源	指标来源
10	人口学及社会经济学特征	基本信息	籍贯	患者祖居地或原籍所在地的省、自治区或直辖市名称	字符	/	病案首页—籍贯	《电子病历基本数据集 第10部分：住院病案首页》（WS 445.10—2014）
11	人口学及社会经济学特征	基本信息	民族	个体的民族	字符	《中国各民族名称的罗马字母拼写法和代码》（GB/T 3304—1991）	病案首页—民族	《电子病历基本数据集 第1部分：病历概要》（WS 445.1—2014）
12	人口学及社会经济学特征	基本信息	职业类别	患者当前从事的职业类别在特定编码体系中的代码	字符	无业人员/其他/职员/退（离）休人员/农民/学生/工人/自由职业者/专业技术人员/个体经营者/国家公务员/企业管理人员/现役军人	病案首页—职业	《电子病历基本数据集 第10部分：住院病案首页》（WS 445.10—2014）
13	人口学及社会经济学特征	基本信息	身份证号码	个体的身份证号	字符	/	病案首页—身份证号码	《电子病历基本数据集 第1部分：病历概要》（WS 445.1—2014）

续表1

序号	一级分类	二级分类	指标名称	定义	变量类型	值域	取值来源	指标来源
14	人口学及社会经济学特征	基本信息	户口地址	患者户籍登记所在地址的省、自治区或直辖市名称	字符	/	病案首页—户口地址	《电子病历基本数据集 第10部分：住院病案首页》（WS 445.10—2014）
15	人口学及社会经济学特征	基本信息	现住址	患者来院前近期的常住地址的省、自治区或直辖市名称	字符	/	病案首页—现住址	
16	人口学及社会经济学特征	基本信息	现住址电话	患者本人的电话号码，包括国际、国内区号和分机号	字符	/	病案首页—现住址电话	
17	人口学及社会经济学特征	基本信息	联系人姓名	个体的联系人姓名	字符	/	病案首页—联系人姓名	《电子病历基本数据集 第1部分：病历概要》（WS 445.1—2014）
18	人口学及社会经济学特征	基本信息	联系人与患者关系	个体与联系人的关系	字符	/	病案首页—联系人关系	《电子病历基本数据集 第10部分：住院病案首页》（WS 445.10—2014）
19	人口学及社会经济学特征	基本信息	联系人电话	个体的联系人的电话	字符	/	病案首页—联系人电话	《电子病历基本数据集 第1部分：病历概要》（WS 445.1—2014）

续表1

序号	一级分类	二级分类	指标名称	定义	变量类型	值域	取值来源	指标来源
20	人口学及社会经济学特征	基本信息	入院途径	患者收治入院治疗的来源分类在特定编码体系中的代码	字符	急诊/门诊/其他医疗机构转入/其他	病案首页—入院途径	《电子病历基本数据集第10部分：住院病案首页》（WS 445.10—2014）
21	人口学及社会经济学特征	基本信息	入院时间	患者实际办理入院手续时的公元纪年日期和时间的完整描述	日期	/	病案首页—入院时间	
22	人口学及社会经济学特征	基本信息	入院科室	患者入院时入住的科室名称	字符	/	病案首页—入院科室	
23	人口学及社会经济学特征	基本信息	入院病区	患者入院时入住的病区名称	字符	/	病案首页—入院病区	
24	人口学及社会经济学特征	基本信息	出院时间	患者实际办理出院手续时的公元纪年日期和时间的完整描述	日期	/	病案首页—出院时间	
25	人口学及社会经济学特征	基本信息	出院科室	患者出院时的科室名称	字符	/	病案首页—出院科室	
26	人口学及社会经济学特征	基本信息	出院病区	患者出院时的病区名称	字符	/	病案首页—出院病区	

续表1

序号	一级分类	二级分类	指标名称	定义	变量类型	值域	取值来源	指标来源
27	人口学及社会经济学特征	基本信息	实际住院天数	患者实际的住院天数，入院日与出院日只计算1天	数值	/	病案首页—实际住院天数	《电子病历基本数据集 第10部分：住院病案首页》（WS 445.10—2014）
28	人口学及社会经济学特征	基本信息	门（急）诊诊断疾病名	患者在住院前，由门（急）诊接诊医师在住院证上填写的门（急）诊诊断	字符	/	病案首页—门（急）诊诊断疾病名	
29	人口学及社会经济学特征	基本信息	门（急）诊诊断编码	门（急）诊诊断在特定编码体系中的编码	字符	/	病案首页—门（急）诊诊断编码	
30	人口学及社会经济学特征	基本信息	出院主要诊断	患者住院过程中对身体健康危害最大、花费医疗资源最多、住院时间最长的疾病诊断	字符	/	病案首页—出院主要诊断	
31	人口学及社会经济学特征	基本信息	病例分型	个体的病例分型情况	字符	A：一般/B：急/C：疑难/D：危重	病案首页—病例分型	《三级公立医院绩效考核住院病案首页数据采集质量与接口标准》
32	人口学及社会经济学特征	基本信息	抢救次数	患者本次住院抢救次数的情况描述	数值	/	病案首页—抢救次数	
33	人口学及社会经济学特征	基本信息	抢救成功次数	患者本次住院抢救成功次数的情况描述	数值	/	病案首页—抢救成功次数	

续表1

序号	一级分类	二级分类	指标名称	定义	变量类型	值域	取值来源	指标来源
34	人口学及社会经济学特征	基本信息	病理诊断	各种活检、细胞学检查及尸检的诊断，包括术中冰冻的病理诊断结果	字符	/	病案首页—病理诊断	《电子病历基本数据集 第10部分：住院病案首页》（WS 445.10—2014）
35	人口学及社会经济学特征	基本信息	病案号	本医疗机构为患者住院病案设置的唯一性编码。原则上，同一患者在同一医疗机构多次住院应当使用同一病案号	字符	/	病案首页—病案号	
36	人口学及社会经济学特征	基本信息	是否药物过敏	患者在本次住院治疗及既往就诊过程中是否明确药物过敏史的标志	字符	是/否	病案首页—是否药物过敏	
37	人口学及社会经济学特征	基本信息	过敏药物	患者在本次住院治疗及既往就诊过程中的过敏药物的描述	字符	/	病案首页—过敏药物	
38	人口学及社会经济学特征	基本信息	ABO血型	在本次住院期间进行血型检查明确，或既往病历资料能够明确的患者ABO血型类别在特定编码体系中的代码	字符	A/B/AB/O/不详/未查	病案首页—ABO血型	
39	人口学及社会经济学特征	基本信息	Rh血型	在本次住院期间进行血型检查明确，或既往病历资料能够明确的患者Rh血型的类别代码	字符	阴/阳/不详/未查	病案首页—Rh血型	

续表1

序号	一级分类	二级分类	指标名称	定义	变量类型	值域	取值来源	指标来源
40	人口学及社会经济学特征	基本信息	主治医生	患者出院时所在科室的具有主治医师专业技术职务资格的医师签署的在公安户籍管理部门正式登记注册的姓氏和名称	字符	/	病案首页—主治医生	《电子病历基本数据集第10部分：住院病案首页》（WS 445.10—2014）
41	人口学及社会经济学特征	基本信息	离院方式	患者本次住院离开医院的方式在特定编码体系中的代码	字符	医嘱离院/医嘱转院/医嘱转社区卫生服务机构或乡镇卫生院/非医嘱离院/死亡/其他	病案首页—离院方式	
42	人口学及社会经济学特征	基本信息	死亡	指患者在住院期间死亡	字符	是/否	病案首页—离院方式	
43	人口学及社会经济学特征	基本信息	死亡时间	指患者在住院期间死亡，其所对应的出院时间	日期	/	病案首页—离院方式	
44	人口学及社会经济学特征	基本信息	有无出院31天内再住院计划	标识患者本次住院出院后31天内有无诊疗需要的再住院安排的标志	字符	是/否	病案首页—有无出院31天内再住院计划	
45	人口学及社会经济学特征	基本信息	再住院目的	患者计划在本次住院出院后31天内再住院的目的	字符	/	病案首页—再住院目的	

续表1

序号	一级分类	二级分类	指标名称	定义	变量类型	值域	取值来源	指标来源
46	人口学及社会经济学特征	基本信息	住院总费用	患者在住院期间所有项目的费用之和，计量单位为元	数值	/	病案首页—住院总费用	《电子病历基本数据集 第10部分：住院病案首页》（WS 445.10—2014）
47	人口学及社会经济学特征	基本信息	自费费用	以全自费以外的方式付费的患者的住院总费用中，由患者支付的费用金额，计量单位为元	数值	/	病案首页—自费费用	
48	人口学及社会经济学特征	基本信息	西药费	患者住院期间使用西药所产生的费用，计量单位为元	数值	/	病案首页—西药费	
49	人口学及社会经济学特征	基本信息	麻醉费	手术治疗费中麻醉产生的费用，计量单位为元	数值	/	病案首页—麻醉费	
50	人口学及社会经济学特征	基本信息	手术治疗费	临床利用有创手段进行治疗的项目产生的费用，包括麻醉费及各种介入、孕产、手术治疗等费用，计量单位为元	数值	/	病案首页—手术治疗费	
51	人口学及社会经济学特征	基本信息	检查用一次性医用材料费	患者住院期间检查、检验所使用的一次性医用材料费用，计量单位为元	数值	/	病案首页—检查用一次性医用材料费	

续表1

序号	一级分类	二级分类	指标名称	定义	变量类型	值域	取值来源	指标来源
52	人口学及社会经济学特征	基本信息	治疗用一次性医用材料费	患者住院期间治疗所使用的一次性医用材料费用，计量单位为元	数值	/	病案首页—治疗用一次性医用材料费	《电子病历基本数据集第10部分：住院病案首页》（WS 445.10—2014）
53	人口学及社会经济学特征	基本信息	手术用一次性医用材料费	患者住院期间进行手术、介入操作时所使用的一次性医用材料费用，计量单位为元	数值	/	病案首页—手术用一次性医用材料费	
54	家庭情况	家族史	高血压	个体家族成员有无患高血压的病史	字符	有/无	入院记录—家族史	《诊断学》（第9版，人民卫生出版社出版，2018年）
55	家庭情况	家族史	痴呆	个体家族成员有无临床诊断为痴呆	字符	有/无	入院记录—家族史	
56	家庭情况	家族史	糖尿病	个体家族成员有无患糖尿病的病史	字符	有/无	入院记录—家族史	
57	家庭情况	家族史	高脂血症	个体家族成员有无临床诊断为高脂血症	字符	有/无	入院记录—家族史	
58	家庭情况	家族史	冠心病	个体家族成员有无临床诊断为冠心病	字符	有/无	入院记录—家族史	
59	家庭情况	婚姻史	婚姻情况	个体当前婚姻状况代码	字符	已婚/未婚/离婚	病案首页—婚姻情况	《卫生信息数据元目录第3部分：人口学及社会经济学特征》（WS 363.3—2011）

续表1

序号	一级分类	二级分类	指标名称	定义	变量类型	值域	取值来源	指标来源
60	家庭情况	婚姻史	生育史	个体生育状况代码	字符	有/无	入院记录—婚姻史	《诊断学》（第9版，人民卫生出版社出版，2018年）
61	既往史	疾病史	脑梗死	个体既往有无患脑梗死的病史	字符	有/无	入院记录—既往史	《诊断学》（第9版，人民卫生出版社出版，2018年）
62	既往史	疾病史	脑出血	个体既往有无患脑出血的病史	字符	有/无	入院记录—既往史	
63	既往史	疾病史	蛛网膜下腔出血	个体既往有无患蛛网膜下腔出血的病史	字符	有/无	入院记录—既往史	
64	既往史	疾病史	短暂性脑缺血发作	个体既往有无患短暂性脑缺血发作的病史	字符	有/无	入院记录—既往史	
65	既往史	疾病史	心房颤动	个体既往有无患心房颤动的病史	字符	有/无	入院记录—既往史	
66	既往史	疾病史	糖尿病	个体既往有无患糖尿病的病史	字符	有/无	入院记录—既往史	
67	既往史	疾病史	冠心病	个体既往有无患冠心病的病史	字符	有/无	入院记录—既往史	
68	既往史	疾病史	凝血功能障碍/系统性出血病	个体既往有无患凝血功能障碍/系统性出血病的病史	字符	有/无	入院记录—既往史	
69	既往史	疾病史	血小板减少/中性粒细胞减少病	个体既往有无患血小板减少/中性粒细胞减少病的病史	字符	有/无	入院记录—既往史	

续表 1

序号	一级分类	二级分类	指标名称	定义	变量类型	值域	取值来源	指标来源
70	既往史	疾病史	人工心脏瓣膜手术史	个体既往有无行人工心脏瓣膜手术史	字符	有/无	入院记录—既往史	《诊断学》（第9版，人民卫生出版社出版，2018年）
71	既往史	疾病史	感染性心内膜炎	个体既往有无患感染性心内膜炎的病史	字符	有/无	入院记录—既往史	
72	既往史	疾病史	血脂代谢紊乱	个体既往有无患血脂代谢紊乱的病史	字符	有/无	入院记录—既往史	
73	既往史	疾病史	淀粉样脑血管病	个体既往有无患淀粉样脑血管病的病史	字符	有/无	入院记录—既往史	
74	既往史	疾病史	动脉瘤	个体既往有无患动脉瘤的病史	字符	有/无	入院记录—既往史	
75	既往史	疾病史	哮喘	个体既往有无患哮喘的病史	字符	有/无	入院记录—既往史	
76	既往史	疾病史	慢性阻塞性肺疾病（COPD）	个体既往有无患慢性阻塞性肺疾病（COPD）的病史	字符	有/无	入院记录—既往史	
77	既往史	疾病史	心律失常	个体既往有无患心律失常的病史	字符	有/无	入院记录—既往史	
78	既往史	疾病史	高尿酸血症性肾病	个体既往有无患高尿酸血症性肾病的病史	字符	有/无	入院记录—既往史	
79	既往史	疾病史	间歇性跛行	个体既往有无患间歇性跛行的病史	字符	有/无	入院记录—既往史	

续表1

序号	一级分类	二级分类	指标名称	定义	变量类型	值域	取值来源	指标来源
80	既往史	疾病史	痛风	个体既往有无患痛风的病史	字符	有/无	入院记录—既往史	《诊断学》（第9版，人民卫生出版社出版，2018年）
81	既往史	疾病史	高血压	个体既往有无患高血压的病史	字符	有/无	入院记录—既往史	
82	既往史	疾病史	下肢静脉血栓栓塞	个体既往有无患下肢静脉血栓栓塞的病史	字符	有/无	入院记录—既往史	
83	既往史	疾病史	肺栓塞	个体既往有无患肺栓塞的病史	字符	有/无	入院记录—既往史	
84	既往史	疾病史	非酒精性脂肪肝	个体既往有无患非酒精性脂肪肝的病史	字符	有/无	入院记录—既往史	
85	既往史	疾病史	酒精性肝病	个体既往有无患酒精性肝病的病史	字符	有/无	入院记录—既往史	
86	既往史	疾病史	肝硬化	个体既往有无患肝硬化的病史	字符	有/无	入院记录—既往史	
87	既往史	疾病史	慢性乙肝	个体既往有无患慢性乙肝的病史	字符	有/无	入院记录—既往史	
88	既往史	疾病史	慢性肾功能不全	个体既往有无患慢性肾功能不全的病史	字符	有/无	入院记录—既往史	
89	既往史	疾病史	心功能不全	个体既往有无患心功能不全的病史	字符	有/无	入院记录—既往史	

续表1

序号	一级分类	二级分类	指标名称	定义	变量类型	值域	取值来源	指标来源
90	既往史	疾病史	关节炎/其他免疫系统疾病	个体既往有无患关节炎/其他免疫系统疾病的病史	字符	有/无	入院记录—既往史	《诊断学》（第9版，人民卫生出版社出版，2018年）
91	既往史	疾病史	呼吸睡眠暂停综合征	个体既往有无患呼吸睡眠暂停综合征的病史	字符	有/无	入院记录—既往史	
92	既往史	疾病史	颅脑外伤	个体既往有无患颅脑外伤的病史	字符	有/无	入院记录—既往史	
93	既往史	疾病史	癫痫	个体既往有无患癫痫的病史	字符	有/无	入院记录—既往史	
94	既往史	疾病史	帕金森病	个体既往有无患帕金森病的病史	字符	有/无	入院记录—既往史	
95	既往史	疾病史	偏头痛	个体既往有无患偏头痛的病史	字符	有/无	入院记录—既往史	
96	既往史	疾病史	肿瘤疾病	个体既往有无患肿瘤疾病的病史	字符	有/无	入院记录—既往史	
97	既往史	疾病史	胃溃疡	个体既往有无患胃溃疡的病史	字符	有/无	入院记录—既往史	
98	既往史	疾病史	十二指肠溃疡	个体既往有无患十二指肠溃疡的病史	字符	有/无	入院记录—既往史	
99	既往史	服用药物名称	美托洛尔	个体既往有无美托洛尔药物服用史	字符	有/无	入院记录—既往史	

续表1

序号	一级分类	二级分类	指标名称	定义	变量类型	值域	取值来源	指标来源
100	既往史	服用药物名称	倍他乐克	个体既往有无倍他乐克药物服用史	字符	有/无	入院记录—既往史	《诊断学》(第9版,人民卫生出版社出版,2018年)
101	既往史	手术外伤史	手术史	个体有无曾进行手术治疗的病史	字符	有/无	入院记录—既往史	
102	既往史	手术外伤史	外伤史	个体有无外力造成身体某个部位受伤的病史	字符	有/无	入院记录—既往史	
103	个人史	吸烟史	吸烟史	个体吸烟及戒烟情况的详细描述	字符	现吸烟/已戒烟/从不吸烟/不详	入院记录—个人史	
104	个人史	吸烟史	吸烟年限	个体吸烟年限情况的详细描述	数值	/	入院记录—个人史	
105	个人史	吸烟史	吸烟量	个体吸烟量情况的详细描述	数值	/	入院记录—个人史	
106	个人史	吸烟史	戒烟年限	个体戒烟年限情况的详细描述	数值	/	入院记录—个人史	
107	个人史	饮酒史	饮酒史	个体饮酒史情况的详细描述	字符	现饮酒/已戒酒/从不饮酒/不详	入院记录—个人史	
108	个人史	饮酒史	饮酒年限	个体饮酒年限情况的详细描述	数值	/	入院记录—个人史	
109	个人史	饮酒史	饮酒量	个体饮酒量情况的详细描述	数值	/	入院记录—个人史	

续表1

序号	一级分类	二级分类	指标名称	定义	变量类型	值域	取值来源	指标来源
110	个人史	饮酒史	饮酒量单位	个体饮酒量单位的详细描述	字符	mL/kg/g/千克/公斤/斤/L/升/两/瓶/罐/支/不详	入院记录—个人史	《诊断学》（第9版，人民卫生出版社出版，2018年）
111	临床表现	现病史	言语不清	个体有无言语不清症状	字符	有/无	病程记录	《神经病学》（第9版，人民卫生出版社出版，2018年）
112	临床表现	现病史	昏迷	个体有无昏迷症状	字符	有/无	病程记录	
113	临床表现	现病史	反应迟钝	个体有无反应迟钝症状	字符	有/无	病程记录	
114	临床表现	现病史	饮水呛咳	个体有无饮水呛咳症状	字符	有/无	病程记录	
115	临床表现	现病史	吞咽障碍	个体有无吞咽障碍症状	字符	有/无	病程记录	
116	临床表现	现病史	意识障碍	个体有无出现觉醒度下降和意识内容变化的情况	字符	有/无	病程记录	
117	临床表现	现病史	呼之不应	个体有无呼之不应症状	字符	有/无	病程记录	
118	临床表现	现病史	肢体麻木	个体有无肢体麻木症状	字符	有/无	病程记录	
119	临床表现	现病史	肢体无力	个体有无肢体无力症状	字符	有/无	病程记录	
120	临床表现	现病史	口角歪斜	个体有无口角歪斜症状	字符	有/无	病程记录	
121	临床表现	现病史	向一侧凝视	个体有无向一侧凝视症状	字符	有/无	病程记录	

续表1

序号	一级分类	二级分类	指标名称	定义	变量类型	值域	取值来源	指标来源
122	临床表现	现病史	视物模糊	个体有无出现视物不清楚的症状	字符	有/无	病程记录	《神经病学》（第9版，人民卫生出版社出版，2018年）
123	临床表现	现病史	肢体抽搐	个体有无肢体抽搐症状	字符	有/无	病程记录	
124	临床表现	现病史	记忆力下降	个体有无记忆力下降症状	字符	有/无	病程记录	
125	临床表现	现病史	认知功能下降	个体有无认知功能下降症状	字符	有/无	病程记录	
126	临床表现	现病史	大小便失禁	个体有无大小便失禁症状	字符	有/无	病程记录	
127	临床表现	现病史	发热	个体有无发热症状	字符	有/无	病程记录	
128	临床表现	现病史	咳嗽	个体有无咳嗽症状	字符	有/无	病程记录	
129	临床表现	现病史	咳痰	个体有无咳痰症状	字符	有/无	病程记录	
130	临床表现	现病史	晕厥	个体有无晕厥症状	字符	有/无	病程记录	
131	临床表现	现病史	头痛	个体有无头痛症状	字符	有/无	病程记录	
132	临床表现	现病史	眩晕/头晕	个体有无眩晕/头晕症状	字符	有/无	病程记录	
133	临床表现	现病史	行走不稳/共济失调步态	个体有无行走不稳/共济失调步态症状	字符	有/无	病程记录	
134	临床表现	现病史	健忘	个体有无健忘症状	字符	有/无	病程记录	

续表1

序号	一级分类	二级分类	指标名称	定义	变量类型	值域	取值来源	指标来源
135	临床表现	现病史	肢体不协调	个体有无肢体不协调症状	字符	有/无	病程记录	
136	临床表现	现病史	跌倒发作	个体有无跌倒发作症状	字符	有/无	病程记录	
137	临床表现	现病史	尿失禁	个体有无出现排尿自控能力下降或丧失，尿液不自主流出的情况	字符	有/无	病程记录	
138	临床表现	现病史	尿潴留	个体有无出现膀胱内充满尿液而不能正常排出的情况	字符	有/无	病程记录	《神经病学》（第9版，人民卫生出版社出版，2018年）
139	临床表现	现病史	精神状态	个体精神状态的详细描述	字符	好/一般/差	病程记录	
140	临床表现	现病史	胃纳	个体胃纳情况的详细描述	字符	好/一般/差	病程记录	
141	临床表现	现病史	体重明显改变	个体有无体重明显改变症状	字符	有/无	病程记录	
142	临床表现	现病史	睡眠	个体睡眠情况的详细描述	字符	好/一般/差	病程记录	
143	临床表现	现病史	气管切开	个体有无气管切开症状	字符	有/无	病程记录	
144	临床表现	体格检查	身高	身高的测量值，计量单位为cm	数值	/	护理记录—体温单	

续表1

序号	一级分类	二级分类	指标名称	定义	变量类型	值域	取值来源	指标来源
145	临床表现	体格检查	查体合作	个体是否存在查体合作情况	字符	是/否	入院记录—体格检查	
146	临床表现	体格检查	对答切题	个体是否存在对答切题情况	字符	是/否	入院记录—体格检查	
147	临床表现	体格检查	体力状态	个体体力状态情况的详细描述	字符	良好/一般/较差	入院记录—体格检查	
148	临床表现	体格检查	利手	个体利手情况的详细描述	字符	左/右/不详	入院记录—体格检查	
149	临床表现	体格检查	意识	个体意识情况的详细描述	字符	清醒/嗜睡/意识模糊/昏睡/谵妄/浅昏迷/深昏迷	入院记录—体格检查	《神经病学》（第9版，人民卫生出版社出版，2018年）
150	临床表现	体格检查	双肺闻及湿性啰音	个体有无存在双肺闻及湿性啰音情况	字符	有/无	入院记录—体格检查	
151	临床表现	体格检查	氧饱和度（%）	个体氧饱和度的测量值，计量单位是%	数值	/	入院记录—体格检查	
152	临床表现	神经专科检查	理解力	个体的理解力情况描述	字符	正常/异常	入院记录—神经专科检查	
153	临床表现	神经专科检查	定向力	个体的定向力情况描述	字符	正常/异常	入院记录—神经专科检查	
154	临床表现	神经专科检查	记忆力	个体的记忆力情况描述	字符	正常/异常	入院记录—神经专科检查	

续表1

序号	一级分类	二级分类	指标名称	定义	变量类型	值域	取值来源	指标来源
155	临床表现	神经专科检查	计算力	个体的计算力情况描述	字符	正常/异常	入院记录—神经专科检查	《神经病学》(第9版,人民卫生出版社出版,2018年)
156	临床表现	神经专科检查	注意力	个体的注意力情况描述	字符	正常/异常	入院记录—神经专科检查	
157	临床表现	神经专科检查	失语	个体有无出现失语的异常现象	字符	有/无	入院记录—神经专科检查	
158	临床表现	神经专科检查	构音障碍	个体有无出现由发音相关中枢神经、周围神经或肌肉疾病导致的言语障碍	字符	有/无	入院记录—神经专科检查	
159	临床表现	神经专科检查	双侧视力	个体的双侧视力情况描述	字符	正常/减退/失明	入院记录—神经专科检查	
160	临床表现	神经专科检查	视野	个体的视野情况描述	字符	无缺失/部分偏盲/完全偏盲/双侧偏盲	入院记录—神经专科检查	
161	临床表现	神经专科检查	复视	个体有无出现两眼看一物体出现两个物像的异常现象	字符	有/无	入院记录—神经专科检查	
162	临床表现	神经专科检查	眼球居中	个体眼球有无居中	字符	有/无	入院记录—神经专科检查	
163	临床表现	神经专科检查	眼球震颤	个体有无出现眼球注视某一点时发生的不自主的节律性往复运动	字符	有/无	入院记录—神经专科检查	

续表1

序号	一级分类	二级分类	指标名称	定义	变量类型	值域	取值来源	指标来源
164	临床表现	神经专科检查	眼球运动受限	个体有无出现眼球运动受限的异常现象	字符	有/无	入院记录—神经专科检查	
165	临床表现	神经专科检查	双侧瞳孔等大	个体双侧瞳孔有无等大	字符	有/无	入院记录—神经专科检查	
166	临床表现	神经专科检查	双侧瞳孔等圆	个体双侧瞳孔有无等圆	字符	有/无	入院记录—神经专科检查	
167	临床表现	神经专科检查	左侧瞳孔大小	个体左侧瞳孔大小的测量值，计量单位为mm	数值	/	入院记录—神经专科检查	
168	临床表现	神经专科检查	右侧瞳孔大小	个体右侧瞳孔大小的测量值，计量单位为mm	数值	/	入院记录—神经专科检查	《神经病学》（第9版，人民卫生出版社出版，2018年）
169	临床表现	神经专科检查	直接对光反射	个体的直接对光反射情况描述	字符	正常/异常/不详	入院记录—神经专科检查	
170	临床表现	神经专科检查	间接对光反射	个体的间接对光反射情况描述	字符	正常/异常/不详	入院记录—神经专科检查	
171	临床表现	神经专科检查	调节反射	个体是否存在调节反射	字符	存在/不存在/不详	入院记录—神经专科检查	
172	临床表现	神经专科检查	下颌反射亢进	个体有无出现下颌反射亢进的异常现象	字符	有/无	入院记录—神经专科检查	
173	临床表现	神经专科检查	角膜反射	个体的角膜反射情况描述	字符	正常/异常/不详	入院记录—神经专科检查	
174	临床表现	神经专科检查	双侧皱额对称	个体双侧皱额有无对称	字符	有/无/不详	入院记录—神经专科检查	

续表1

序号	一级分类	二级分类	指标名称	定义	变量类型	值域	取值来源	指标来源
175	临床表现	神经专科检查	鼻唇沟变浅	个体有无出现鼻唇沟变浅的异常现象	字符	有/无/不详	入院记录—神经专科检查	
176	临床表现	神经专科检查	口角偏斜	个体有无出现口角偏斜的异常现象	字符	有/无	入院记录—神经专科检查	
177	临床表现	神经专科检查	耳鸣	个体有无出现耳鸣的异常现象	字符	有/无	入院记录—神经专科检查	
178	临床表现	神经专科检查	前庭功能	个体的前庭功能情况描述	字符	正常/异常/不详	入院记录—神经专科检查	
179	临床表现	神经专科检查	听力	个体的听力情况描述	字符	正常/异常/不详	入院记录—神经专科检查	《神经病学》(第9版，人民卫生出版社出版，2018年)
180	临床表现	神经专科检查	声音嘶哑	个体有无出现声音嘶哑的异常现象	字符	有/无	入院记录—神经专科检查	
181	临床表现	神经专科检查	饮水呛咳	个体有无出现饮水呛咳的异常现象	字符	有/无	入院记录—神经专科检查	
182	临床表现	神经专科检查	咽后壁感觉减退	个体有无出现咽后壁感觉减退的异常现象	字符	有/无/不详	入院记录—神经专科检查	
183	临床表现	神经专科检查	咽反射	个体的咽反射情况描述	字符	正常/异常/不详	入院记录—神经专科检查	
184	临床表现	神经专科检查	颈动脉窦反射	个体的颈动脉窦反射情况描述	字符	正常/异常/不详	入院记录—神经专科检查	

续表1

序号	一级分类	二级分类	指标名称	定义	变量类型	值域	取值来源	指标来源
185	临床表现	神经专科检查	伸舌位置	个体伸舌位置的情况描述	字符	左偏/右偏/居中/不详	入院记录—神经专科检查	《神经病学》（第9版，人民卫生出版社出版，2018年）
186	临床表现	神经专科检查	舌肌萎缩	个体有无出现舌肌萎缩的异常现象	字符	有/无/不详	入院记录—神经专科检查	
187	临床表现	神经专科检查	舌肌震颤	个体有无出现舌肌震颤的异常现象	字符	有/无/不详	入院记录—神经专科检查	
188	临床表现	神经专科检查	两侧耸肩	个体两侧耸肩情况描述	字符	正常/异常/不详	入院记录—神经专科检查	
189	临床表现	神经专科检查	双侧转头	个体双侧转头情况描述	字符	正常/异常/不详	入院记录—神经专科检查	
190	临床表现	神经专科检查	胸锁乳突肌及斜方肌萎缩	个体有无出现胸锁乳突肌及斜方肌萎缩的异常现象	字符	有/无	入院记录—神经专科检查	
191	临床表现	神经专科检查	肱二头肌反射	个体肱二头肌反射情况的详细描述	字符	亢进/活跃/正常/减弱/消失/可疑/不详	入院记录—神经专科检查	
192	临床表现	神经专科检查	肱三头肌反射	个体肱三头肌反射情况的详细描述	字符	亢进/活跃/正常/减弱/消失/可疑/不详	入院记录—神经专科检查	
193	临床表现	神经专科检查	桡骨膜反射	个体桡骨膜反射情况的详细描述	字符	亢进/活跃/正常/减弱/消失/可疑/不详	入院记录—神经专科检查	
194	临床表现	神经专科检查	膝腱反射	个体膝腱反射情况的详细描述	字符	亢进/活跃/正常/减弱/消失/可疑/不详	入院记录—神经专科检查	

续表1

序号	一级分类	二级分类	指标名称	定义	变量类型	值域	取值来源	指标来源
195	临床表现	神经专科检查	跟腱反射	个体跟腱反射情况的详细描述	字符	亢进/活跃/正常/减弱/消失/可疑/不详	入院记录—神经专科检查	《神经病学》（第9版，人民卫生出版社出版，2018年）
196	临床表现	神经专科检查	腹壁反射（上）	个体腹壁反射（上）情况的详细描述	字符	存在/减弱/消失/可疑/不详	入院记录—神经专科检查	
197	临床表现	神经专科检查	腹壁反射（中）	个体腹壁反射（中）情况的详细描述	字符	存在/减弱/消失/可疑/不详	入院记录—神经专科检查	
198	临床表现	神经专科检查	腹壁反射（下）	个体腹壁反射（下）情况的详细描述	字符	存在/减弱/消失/可疑/不详	入院记录—神经专科检查	
199	临床表现	神经专科检查	提睾反射	个体提睾反射情况的详细描述	字符	存在/减弱/消失/可疑/不详	入院记录—神经专科检查	
200	临床表现	神经专科检查	肛门反射	个体肛门反射情况的详细描述	字符	存在/减弱/消失/可疑/不详	入院记录—神经专科检查	
201	临床表现	神经专科检查	跖反射	个体跖反射情况的详细描述	字符	存在/减弱/消失/可疑/不详	入院记录—神经专科检查	
202	临床表现	神经专科检查	Rossolimo征	个体的罗索利莫（Rossolimo）征情况描述	字符	阴性/阳性/可疑/不详	入院记录—神经专科检查	
203	临床表现	神经专科检查	Chaddock征	个体的查多克（Chaddock）征情况描述	字符	阴性/阳性/可疑/不详	入院记录—神经专科检查	
204	临床表现	神经专科检查	Oppenheim征	个体的奥本海姆（Oppenheim）征情况描述	字符	阴性/阳性/可疑/不详	入院记录—神经专科检查	

续表1

序号	一级分类	二级分类	指标名称	定义	变量类型	值域	取值来源	指标来源
205	临床表现	神经专科检查	Schaffer 征	个体的夏菲（Schaffer）征情况描述	字符	阴性/阳性/可疑/不详	入院记录—神经专科检查	《神经病学》（第9版，人民卫生出版社出版，2018年）
206	临床表现	神经专科检查	Pussep 征	个体的普谢普（Pussep）征情况描述	字符	阴性/阳性/可疑/不详	入院记录—神经专科检查	
207	临床表现	神经专科检查	颈强直	个体是否出现颈强直的异常情况	字符	阴性/阳性/可疑/不详	入院记录—神经专科检查	
208	临床表现	神经专科检查	Kernig 征	个体的克尼格（Kernig）征情况描述	字符	阴性/阳性/可疑/不详	入院记录—神经专科检查	
209	临床表现	神经专科检查	Brudzinski 征	个体的布鲁津斯基（Brudzinski）征情况描述	字符	阴性/阳性/可疑/不详	入院记录—神经专科检查	
210	疾病诊断	神经系统疾病	脑出血	个体有无临床诊断为脑出血	字符	有/无	病案首页—出院诊断	
211	疾病诊断	神经系统疾病	脊髓损伤	个体有无临床诊断为脊髓损伤	字符	有/无	病案首页—出院诊断	
212	疾病诊断	神经系统疾病	截瘫	个体有无临床诊断为截瘫	字符	有/无	病案首页—出院诊断	
213	疾病诊断	神经系统疾病	四肢瘫	个体有无临床诊断为四肢瘫	字符	有/无	病案首页—出院诊断	
214	疾病诊断	神经系统疾病	偏瘫	个体有无临床诊断为偏瘫	字符	有/无	病案首页—出院诊断	

续表1

序号	一级分类	二级分类	指标名称	定义	变量类型	值域	取值来源	指标来源
215	疾病诊断	呼吸系统疾病	肺部感染	个体有无临床诊断为肺部感染	字符	有/无	病案首页—出院诊断	《诊断学》(第9版,人民卫生出版社出版,2018年)
216	疾病诊断	呼吸系统疾病	肺炎	个体有无临床诊断为肺炎	字符	有/无	病案首页—出院诊断	
217	疾病诊断	神经系统疾病	脑梗死	个体有无临床诊断为脑梗死	字符	有/无	病案首页—出院诊断	
218	疾病诊断	神经系统疾病	短暂性脑缺血发作	个体有无临床诊断为短暂性脑缺血发作	字符	有/无	病案首页—出院诊断	
219	疾病诊断	循环系统疾病	高血压	个体有无临床诊断为高血压	字符	有/无	病案首页—出院诊断	
220	疾病诊断	循环系统疾病	心律失常	个体有无临床诊断为心律失常	字符	有/无	病案首页—出院诊断	
221	疾病诊断	内分泌及代谢疾病	糖尿病	个体有无临床诊断为糖尿病	字符	有/无	病案首页—出院诊断	
222	疾病诊断	内分泌及代谢疾病	血脂代谢紊乱	个体有无临床诊断为血脂代谢紊乱	字符	有/无	病案首页—出院诊断	
223	疾病诊断	循环系统疾病	冠心病	个体有无临床诊断为冠心病	字符	有/无	病案首页—出院诊断	
224	疾病诊断	循环系统疾病	肺栓塞	个体有无临床诊断为肺栓塞	字符	有/无	病案首页—出院诊断	

续表1

序号	一级分类	二级分类	指标名称	定义	变量类型	值域	取值来源	指标来源
225	疾病诊断	消化系统疾病	肝脏疾病	个体有无临床诊断为肝脏疾病	字符	有/无	病案首页—出院诊断	《诊断学》（第9版，人民卫生出版社出版，2018年）
226	疾病诊断	循环系统疾病	深静脉血栓形成	个体有无临床诊断为深静脉血栓形成	字符	有/无	病案首页—出院诊断	
227	疾病诊断	神经系统疾病	癫痫	个体有无临床诊断为癫痫	字符	有/无	病案首页—出院诊断	
228	疾病诊断	神经系统疾病	烟雾病	个体有无临床诊断为烟雾病	字符	有/无	病案首页—出院诊断	
229	疾病诊断	循环系统疾病	血管炎	个体有无临床诊断为血管炎	字符	有/无	病案首页—出院诊断	
230	疾病诊断	循环系统疾病	主动脉夹层	个体有无临床诊断为主动脉夹层	字符	有/无	病案首页—出院诊断	
231	疾病诊断	泌尿生殖系统疾病	肾功能不全	个体有无临床诊断为肾功能不全	字符	有/无	病案首页—出院诊断	
232	疾病诊断	泌尿生殖系统疾病	慢性肾功能衰竭	个体有无临床诊断为慢性肾功能衰竭	字符	有/无	病案首页—出院诊断	
233	疾病诊断	循环系统疾病	心肌梗死	个体有无临床诊断为心肌梗死	字符	有/无	病案首页—出院诊断	
234	疾病诊断	循环系统疾病	心力衰竭	个体有无临床诊断为心力衰竭	字符	有/无	病案首页—出院诊断	

续表 1

序号	一级分类	二级分类	指标名称	定义	变量类型	值域	取值来源	指标来源
235	疾病诊断	循环系统疾病	风湿性心脏病	个体有无临床诊断为风湿性心脏病	字符	有/无	病案首页—出院诊断	
236	疾病诊断	循环系统疾病	二尖瓣狭窄	个体有无临床诊断为二尖瓣狭窄	字符	有/无	病案首页—出院诊断	
237	疾病诊断	循环系统疾病	感染性心内膜炎	个体有无临床诊断为感染性心内膜炎	字符	有/无	病案首页—出院诊断	
238	疾病诊断	循环系统疾病	扩张型心肌病	个体有无临床诊断为扩张型心肌病	字符	有/无	病案首页—出院诊断	
239	检验	血常规	白细胞总数	受检者外周血中白细胞总数的检测值	数值	/	检验信息—测试项目	《诊断学》（第 9 版，人民卫生出版社出版，2018 年）
240	检验	血常规	红细胞（RBC）计数	受检者外周血中红细胞（RBC）计数的检测值	数值	/	检验信息—测试项目	
241	检验	血常规	血红蛋白（HB）	受检者外周血中血红蛋白（HB）的检测值	数值	/	检验信息—测试项目	
242	检验	血常规	红细胞比积	受检者外周血中红细胞体积占全部血液体积的百分比的检测值	数值	/	检验信息—测试项目	
243	检验	血常规	血小板计数	受检者的血小板计数的检测值	数值	/	检验信息—测试项目	
244	检验	血常规	中性粒细胞比率	受检者的中性粒细胞占白细胞的百分比的检测值	数值	/	检验信息—测试项目	

续表1

序号	一级分类	二级分类	指标名称	定义	变量类型	值域	取值来源	指标来源
245	检验	血常规	淋巴细胞比率	受检者的淋巴细胞占白细胞的百分比的检测值	数值	/	检验信息—测试项目	
246	检验	血常规	单核细胞比率	受检者的单核细胞占白细胞的百分比的检测值	数值	/	检验信息—测试项目	
247	检验	血常规	嗜酸性粒细胞比率	受检者的嗜酸性粒细胞占白细胞的百分比的检测值	数值	/	检验信息—测试项目	
248	检验	血常规	嗜碱性粒细胞比率	受检者的嗜碱性粒细胞占白细胞的百分比的检测值	数值	/	检验信息—测试项目	《诊断学》（第9版，人民卫生出版社出版，2018年）
249	检验	血常规	淋巴细胞计数	受检者外周血中淋巴细胞计数的检测值	数值	/	检验信息—测试项目	
250	检验	血常规	单核细胞计数	受检者外周血中单核细胞计数的检测值	数值	/	检验信息—测试项目	
251	检验	血常规	嗜酸性粒细胞计数	受检者外周血中嗜酸性粒细胞计数的检测值	数值	/	检验信息—测试项目	
252	检验	血常规	嗜碱性粒细胞计数	受检者外周血中嗜碱性粒细胞计数的检测值	数值	/	检验信息—测试项目	
253	检验	肝功能	血清丙氨酸氨基转移酶（ALT）	受检者肝功能检查中血清丙氨酸氨基转移酶（ALT）的检测值	数值	/	检验信息—测试项目	

续表1

序号	一级分类	二级分类	指标名称	定义	变量类型	值域	取值来源	指标来源
254	检验	肝功能	血清天门冬氨酸氨基转移酶（AST）	受检者肝功能检查中血清天门冬氨酸氨基转移酶（AST）的检测值	数值	/	检验信息—测试项目	《诊断学》（第9版，人民卫生出版社出版，2018年）
255	检验	肝功能	血清 AST/ALT	受检者肝功能检查中血清 AST/ALT 的检测值	数值	/	检验信息—测试项目	
256	检验	肝功能	血清白蛋白（ALB）	受检者肝功能检查中血清白蛋白（ALB）的检测值	数值	/	检验信息—测试项目	
257	检验	肝功能	血清球蛋白	受检者肝功能检查中血清球蛋白的检测值	数值	/	检验信息—测试项目	
258	检验	肝功能	血清白蛋白/球蛋白	受检者肝功能检查中血清白蛋白/球蛋白的检测值	数值	/	检验信息—测试项目	
259	检验	肝功能	血清总胆红素（TB）	受检者肝功能检查中血清总胆红素（TB）的检测值	数值	/	检验信息—测试项目	
260	检验	肝功能	血清直接胆红素（DB）	受检者肝功能检查中血清直接胆红素（DB）的检测值	数值	/	检验信息—测试项目	
261	检验	肝功能	血清间接胆红素	受检者肝功能检查中血清间接胆红素的检测值	数值	/	检验信息—测试项目	

续表1

序号	一级分类	二级分类	指标名称	定义	变量类型	值域	取值来源	指标来源
262	检验	肝功能	血清γ-谷氨酰转移酶(GGT)	受检者肝功能检查中血清γ-谷氨酰转移酶(GGT)的检测值	数值	/	检验信息—测试项目	
263	检验	肝功能	血清总胆汁酸	受检者肝功能检查中血清总胆汁酸的检测值	数值	/	检验信息—测试项目	
264	检验	肝功能	血清前白蛋白	受检者肝功能检查中血清前白蛋白的检测值	数值	/	检验信息—测试项目	
265	检验	肝功能	血清α-L-岩藻糖苷酶	受检者肝功能检查中血清α-L-岩藻糖苷酶的检测值	数值	/	检验信息—测试项目	《诊断学》(第9版,人民卫生出版社出版,2018年)
266	检验	酶类检查	血清胆碱酯酶测定	受检者酶类检查中血清胆碱酯酶测定	数值	/	检验信息—测试项目	
267	检验	酶类检查	碱性磷酸酶	受检者酶类检查中碱性磷酸酶的检测值	数值	/	检验信息—测试项目	
268	检验	酶类检查	淀粉酶	受检者酶类检查中淀粉酶的检测值	数值	/	检验信息—测试项目	
269	检验	血葡萄糖测定	血葡萄糖测定	受检者血液中葡萄糖的检测值	数值	/	检验信息—测试项目	
270	检验	血葡萄糖测定	空腹血糖	受检者空腹状态下血液中葡萄糖的检测值	数值	/	检验信息—测试项目	
271	检验	血脂及脂蛋白测定	血清总胆固醇	受检者血脂及脂蛋白检查中血清总胆固醇的检测值	数值	/	检验信息—测试项目	

续表1

序号	一级分类	二级分类	指标名称	定义	变量类型	值域	取值来源	指标来源
272	检验	血脂及脂蛋白测定	血清甘油三酯	受检者血脂及脂蛋白检查中血清甘油三酯的检测值	数值	/	检验信息—测试项目	《诊断学》(第9版,人民卫生出版社出版,2018年)
273	检验	血脂及脂蛋白测定	血清高密度脂蛋白胆固醇	受检者血脂及脂蛋白检查中血清高密度脂蛋白胆固醇的检测值	数值	/	检验信息—测试项目	
274	检验	血脂及脂蛋白测定	血清低密度脂蛋白胆固醇	受检者血脂及脂蛋白检查中血清低密度脂蛋白胆固醇的检测值	数值	/	检验信息—测试项目	
275	检验	血脂及脂蛋白测定	血清载脂蛋白A1	受检者血脂及脂蛋白检查中血清载脂蛋白A1的检测值	数值	/	检验信息—测试项目	
276	检验	血脂及脂蛋白测定	血清载脂蛋白B	受检者血脂及脂蛋白检查中血清载脂蛋白B的检测值	数值	/	检验信息—测试项目	
277	检验	无机元素测定	钾测定	受检者无机元素检查中钾离子含量的检测值	数值	/	检验信息—测试项目	
278	检验	无机元素测定	钠测定	受检者无机元素检查中钠离子含量的检测值	数值	/	检验信息—测试项目	
279	检验	无机元素测定	氯测定	受检者无机元素检查中氯离子含量的检测值	数值	/	检验信息—测试项目	

续表1

序号	一级分类	二级分类	指标名称	定义	变量类型	值域	取值来源	指标来源
280	检验	无机元素测定	钙测定	受检者无机元素检查中钙离子含量的检测值	数值	/	检验信息—测试项目	
281	检验	无机元素测定	磷测定	受检者无机元素检查中磷离子含量的检测值	数值	/	检验信息—测试项目	
282	检验	血气分析	碳酸氢根测定	受检者的碳酸氢根测定	数值	/	检验信息—测试项目	
283	检验	肾功能	尿素氮（BUN）	受检者的尿素氮（BUN）	数值	/	检验信息—测试项目	
284	检验	肾功能	肌酐（Cr）	受检者的肌酐（Cr）	数值	/	检验信息—测试项目	
285	检验	肾功能	肾小球滤过率	受检者的肾小球滤过率	数值	/	检验信息—测试项目	《诊断学》（第9版，人民卫生出版社出版，2018年）
286	检验	肾功能	血清尿酸(UA)	受检者的血清尿酸(UA)	数值	/	检验信息—测试项目	
287	检验	生化检验	胱氨酸蛋白酶抑制剂C	受检者的胱氨酸蛋白酶抑制剂C	数值	/	检验信息—测试项目	
288	检验	生化检验	脂蛋白a	受检者的脂蛋白a	数值	/	检验信息—测试项目	
289	检验	心肌标记物	血清肌酸激酶	受检者的血清肌酸激酶	数值	/	检验信息—测试项目	
290	检验	心肌标记物	血清肌酸激酶同工酶	受检者的血清肌酸激酶同工酶	数值	/	检验信息—测试项目	
291	检验	心肌标记物	乳酸脱氢酶	受检者的乳酸脱氢酶	数值	/	检验信息—测试项目	

续表1

序号	一级分类	二级分类	指标名称	定义	变量类型	值域	取值来源	指标来源
292	检验	心肌标记物	乳酸脱氢酶同工酶	受检者的乳酸脱氢酶同工酶	数值	/	检验信息—测试项目	《诊断学》(第9版,人民卫生出版社出版,2018年)
293	检验	心肌标记物	α-羟丁酸脱氢酶	受检者的α-羟丁酸脱氢酶	数值	/	检验信息—测试项目	
294	检验	心肌标记物	肌红蛋白	受检者的肌红蛋白	数值	/	检验信息—测试项目	
295	检验	心肌标记物	同型半胱氨酸	受检者的同型半胱氨酸	数值	/	检验信息—测试项目	
296	检验	红细胞沉降率测定	红细胞沉降率(ESR)	受检者的红细胞沉降率(ESR)	数值	/	检验信息—测试项目	
297	检验	凝血及抗凝血检查	血清凝血酶原时间(PT)	受检者凝血及抗凝血检查中血清凝血酶原时间的检测值	数值	/	检验信息—测试项目	
298	检验	凝血及抗凝血检查	国际标准化比值(INR)	受检者凝血及抗凝血检查中国际标准化比值的检测值	数值	/	检验信息—测试项目	
299	检验	凝血及抗凝血检查	血浆纤维蛋白原测定	受检者凝血及抗凝血检查中血浆纤维蛋白原测定的检测值	数值	/	检验信息—测试项目	
300	检验	凝血及抗凝血检查	活化部分凝血活酶时间(APTT)	受检者凝血及抗凝血检查中活化部分凝血活酶时间的检测值	数值	/	检验信息—测试项目	

续表1

序号	一级分类	二级分类	指标名称	定义	变量类型	值域	取值来源	指标来源
301	检验	凝血及抗凝血检查	蛋白C	受检者凝血及抗凝血检查中蛋白C的检测值	数值	/	检验信息—测试项目	《诊断学》（第9版，人民卫生出版社出版，2018年）
302	检验	凝血及抗凝血检查	蛋白S	受检者凝血及抗凝血检查中蛋白S的检测值	数值	/	检验信息—测试项目	
303	检验	凝血及抗凝血检查	抗凝血酶Ⅲ	受检者凝血及抗凝血检查中抗凝血酶Ⅲ的检测值	数值	/	检验信息—测试项目	
304	检验	OGTT	空腹血糖	受检者OGTT检查中空腹血糖的检测值	数值	/	检验信息—测试项目	
305	检验	OGTT	餐后1 h血糖	受检者OGTT检查中餐后1 h血糖的检测值	数值	/	检验信息—测试项目	
306	检验	OGTT	餐后2 h血糖	受检者OGTT检查中餐后2 h血糖的检测值	数值	/	检验信息—测试项目	
307	检验	尿液检查	尿白细胞数量	受检者的尿白细胞数量	数值	/	检验信息—测试项目	
308	检验	尿液检查	尿红细胞数量	受检者的尿红细胞数量	数值	/	检验信息—测试项目	
309	检验	尿液检查	尿肌酐	受检者的尿肌酐	数值	/	检验信息—测试项目	
310	检验	尿液检查	尿标本钠	受检者的尿标本钠	数值	/	检验信息—测试项目	
311	检验	自身抗体检查	抗中性粒细胞胞浆抗体（ANCA）	受检者的抗中性粒细胞胞浆抗体（ANCA）	字符	文本	检验信息—测试项目	

续表1

序号	一级分类	二级分类	指标名称	定义	变量类型	值域	取值来源	指标来源
312	检验	自身抗体检查	抗核提取物抗体（抗ENA抗体）	受检者的抗核提取物抗体（抗ENA抗体）	字符	文本	检验信息—测试项目	《诊断学》（第9版，人民卫生出版社出版，2018年）
313	检验	自身免疫性抗体	抗心磷脂抗体测定	受检者的抗心磷脂抗体测定	字符	文本	检验信息—测试项目	
314	检验	体液免疫和补体检查	C反应蛋白（CRP）	受检者的C反应蛋白（CRP）	数值	/	检验信息—测试项目	
315	检验	纤溶系统检查	D-二聚体	受检者的D-二聚体	数值	/	检验信息—测试项目	
316	检验	维生素测定	维生素D	受检者血液中维生素D含量的检测值	数值	/	检验信息—测试项目	
317	检验	维生素测定	维生素B_1	受检者血液中维生素B_1含量的检测值	数值	/	检验信息—测试项目	
318	检验	维生素测定	维生素B_2	受检者血液中维生素B_2含量的检测值	数值	/	检验信息—测试项目	
319	检验	维生素测定	维生素B_6	受检者血液中维生素B_6含量的检测值	数值	/	检验信息—测试项目	
320	检验	维生素测定	叶酸	受检者血液中叶酸含量的检测值	数值	/	检验信息—测试项目	
321	检验	维生素测定	维生素B_{12}	受检者血液中维生素B_{12}含量的检测值	数值	/	检验信息—测试项目	

续表1

序号	一级分类	二级分类	指标名称	定义	变量类型	值域	取值来源	指标来源
322	检验	糖及其代谢物测定	糖化血红蛋白（HbA1a）	受检者糖及其代谢物测定中糖化血红蛋白（HbA1a）的检测值	数值	/	检验信息—测试项目	《诊断学》（第9版，人民卫生出版社出版，2018年）
323	检验	糖及其代谢物测定	糖化血红蛋白（HbA1b）	受检者糖及其代谢物测定中糖化血红蛋白（HbA1b）的检测值	数值	/	检验信息—测试项目	
324	检验	糖及其代谢物测定	糖化血红蛋白（HbA1c）	受检者糖及其代谢物测定中糖化血红蛋白（HbA1c）的检测值	数值	/	检验信息—测试项目	
325	检验	细胞免疫检查	CD3淋巴细胞亚群测定	受检者的CD3淋巴细胞亚群测定	数值	/	检验信息—测试项目	
326	检验	细胞免疫检查	CD4淋巴细胞亚群测定	受检者的CD4淋巴细胞亚群测定	数值	/	检验信息—测试项目	
327	检验	细胞免疫检查	CD8淋巴细胞亚群测定	受检者的CD8淋巴细胞亚群测定	数值	/	检验信息—测试项目	
328	检验	激素测定	降钙素原（PCT）	受检者的激素检查中降钙素原（PCT）的检测值	数值	/	检验信息—测试项目	
329	检验	粪便检查	粪便颜色	受检者的粪便颜色	字符	文本	检验信息—测试项目	
330	检验	粪便检查	粪便性状	受检者的粪便性状	字符	文本	检验信息—测试项目	
331	检验	粪便检查	粪便隐血	受检者的粪便隐血	字符	文本	检验信息—测试项目	

续表1

序号	一级分类	二级分类	指标名称	定义	变量类型	值域	取值来源	指标来源
332	检验	粪便检查	粪便红细胞	受检者的粪便红细胞	数值	/	检验信息—测试项目	《诊断学》（第9版，人民卫生出版社出版，2018年）
333	检验	粪便检查	粪便白细胞	受检者的粪便白细胞	数值	/	检验信息—测试项目	
334	检验	基因多态性检测	基因多态性检测（SLCO1B1和ApoE基因）（2项）	受检者的基因多态性检测（SLCO1B1和ApoE基因）（2项）	字符	文本	检验信息—测试项目	
335	检验	基因多态性检测	基因多态性检测（CYP2C19基因）（2项）	受检者的基因多态性检测（CYP2C19基因）（2项）	字符	文本	检验信息—测试项目	
336	检查	胸部CT	支气管阻塞	受检者的胸部CT有无提示支气管阻塞	字符	有/无	检查信息—描述、诊断	《神经病学》（第9版，人民卫生出版社出版，2018年）
337	检查	胸部CT	支气管狭窄	受检者的胸部CT有无提示支气管狭窄	字符	有/无	检查信息—描述、诊断	
338	检查	头颅MR	缺血	受检者的头颅MR有无提示缺血	字符	有/无	检查信息—描述、诊断	
339	检查	头颅MR	动脉狭窄	受检者的头颅MR有无提示动脉狭窄	字符	有/无	检查信息—描述、诊断	
340	检查	头颅MR	动脉狭窄部位	受检者的头颅MR提示动脉狭窄的部位	字符	颈内动脉/脉络膜前动脉/大脑前动脉/大脑中动脉/椎动脉/基底动脉/大脑后动脉	检查信息—描述、诊断	

续表1

序号	一级分类	二级分类	指标名称	定义	变量类型	值域	取值来源	指标来源
341	检查	头颅MR	动脉硬化	受检者的头颅MR有无提示动脉硬化	字符	有/无	检查信息—描述、诊断	
342	检查	头颅MR	出血	受检者的头颅MR有无提示出血	字符	有/无	检查信息—描述、诊断	
343	检查	头颅MR	微出血	受检者的头颅MR有无提示微出血	字符	有/无	检查信息—描述、诊断	
344	检查	头颅MR	脑梗死	受检者的头颅MR有无提示脑梗死	字符	有/无	检查信息—描述、诊断	
345	检查	头颅MR	脑梗死部位	受检者的头颅MR提示脑梗死的部位	字符	左侧大脑半球/右侧大脑半球/左侧额叶/右侧额叶/左侧顶叶/右侧顶叶/左侧枕叶/右侧枕叶/左侧颞叶/右侧颞叶/左侧岛叶/右侧岛叶/左侧基底节/右侧基底节/左侧丘脑/右侧丘脑/左侧脑干/右侧脑干/左侧中脑/右侧中脑/左侧脑桥/右侧脑桥/左侧延髓/右侧延髓/左侧小脑/右侧小脑/蛛网膜下腔	检查信息—描述、诊断	《神经病学》（第9版，人民卫生出版社出版，2018年）

续表1

序号	一级分类	二级分类	指标名称	定义	变量类型	值域	取值来源	指标来源
346	检查	头颅MR	脑萎缩	受检者的头颅MR有无提示脑萎缩	字符	有/无	检查信息—描述、诊断	《神经病学》（第9版，人民卫生出版社出版，2018年）
347	检查	头颅MR	老年脑	受检者的头颅MR有无提示老年脑	字符	有/无	检查信息—描述、诊断	
348	检查	头颅MR	动脉瘤	受检者的头颅MR有无提示动脉瘤	字符	有/无	检查信息—描述、诊断	
349	检查	头颅MR	脓肿	受检者的头颅MR有无提示脓肿	字符	有/无	检查信息—描述、诊断	
350	检查	头颅CT	脑积水	受检者的头颅CT有无提示脑积水	字符	有/无	检查信息—描述、诊断	
351	检查	头颅CT	动脉瘤	受检者的头颅CT有无提示动脉瘤	字符	有/无	检查信息—描述、诊断	
352	检查	头颅CT	脓肿	受检者的头颅CT有无提示脓肿	字符	有/无	检查信息—描述、诊断	
353	检查	头颅CT	动脉硬化	受检者的头颅CT有无提示动脉硬化	字符	有/无	检查信息—描述、诊断	
354	检查	头颅CT	血管狭窄	受检者的头颅CT有无提示血管狭窄	字符	有/无	检查信息—描述、诊断	
355	检查	头颅CT	分支减少	受检者的头颅CT有无提示分支减少	字符	有/无	检查信息—描述、诊断	

续表 1

序号	一级分类	二级分类	指标名称	定义	变量类型	值域	取值来源	指标来源
356	检查	头颅 CT	充盈缺损	受检者的头颅 CT 有无提示充盈缺损	字符	有/无	检查信息—描述、诊断	《神经病学》（第 9 版，人民卫生出版社出版，2018 年）
357	检查	头颅 CT	充盈缺损的部位	受检者的头颅 CT 提示充盈缺损的部位	字符	颈内动脉/脉络膜前动脉/大脑前动脉/大脑中动脉/椎动脉/基底动脉/大脑后动脉	检查信息—描述、诊断	
358	检查	头颅 CT	脑灰质分界	受检者的头颅 CT 提示脑灰质分界是否清楚	字符	清楚/不清楚	检查信息—描述、诊断	
359	检查	头颅 CT	动脉壁钙化影	受检者的头颅 CT 有无提示动脉壁钙化影	字符	有/无	检查信息—描述、诊断	
360	检查	头颅 CT	对比剂平均通过时间（MTT）延长	受检者的头颅 CT 有无提示对比剂平均通过时间（MTT）延长	字符	有/无	检查信息—描述、诊断	
361	检查	头颅 CT	脑血流容量（CBV）减少	受检者的头颅 CT 有无提示脑血流容量（CBV）减少	字符	有/无	检查信息—描述、诊断	
362	检查	头颅 CT	脑血流流量（CBF）减少	受检者的头颅 CT 有无提示脑血流流量（CBF）减少	字符	有/无	检查信息—描述、诊断	
363	检查	心电图	窦性心律	受检者的心电图有无提示窦性心律	字符	有/无	检查信息—描述、诊断	

续表1

序号	一级分类	二级分类	指标名称	定义	变量类型	值域	取值来源	指标来源
364	检查	心电图	房颤	受检者的心电图有无提示房颤	字符	有/无	检查信息—描述、诊断	《神经病学》（第9版，人民卫生出版社出版，2018年）
365	检查	心电图	房扑	受检者的心电图有无提示房扑	字符	有/无	检查信息—描述、诊断	
366	检查	心脏超声	室间隔增厚	受检者的心脏超声有无提示室间隔增厚	字符	有/无	检查信息—描述、诊断	
367	检查	心脏超声	主动脉瓣反流	受检者的心脏超声有无提示主动脉瓣反流	字符	有/无	检查信息—描述、诊断	
368	检查	心脏超声	心室收缩功能	受检者的心脏超声提示心室收缩功能是否正常	字符	正常/异常	检查信息—描述、诊断	
369	检查	心脏超声	心室舒张功能	受检者的心脏超声提示心室舒张功能是否正常	字符	正常/异常	检查信息—描述、诊断	
370	检查	心脏超声	心房增大	受检者的心脏超声有无提示心房增大	字符	有/无	检查信息—描述、诊断	
371	检查	血管超声	双侧椎动脉狭窄	受检者的血管超声有无提示双侧椎动脉狭窄	字符	有/无	检查信息—描述、诊断	
372	检查	血管超声	双侧颈内动脉狭窄	受检者的血管超声有无提示双侧颈内动脉狭窄	字符	有/无	检查信息—描述、诊断	

续表1

序号	一级分类	二级分类	指标名称	定义	变量类型	值域	取值来源	指标来源
373	评估量表	评价量表	神经功能缺损量表（NIHSS）	受检者的神经功能缺损量表（NIHSS）评分	数值	/	入院记录—专科检查	《中国急性缺血性脑卒中诊治指南2018》《2019美国ASA/AHA急性缺血性卒中的早期管理指南》
374	评估量表	评价量表	Essen卒中风险分层量表	受检者的Essen评分	数值	/	入院记录—专科检查	
375	评估量表	评价量表	改良Rankin（mRS）评分表	受检者的改良Rankin（mRS）评分表的评分	数值	/	入院记录—专科检查	
376	评估量表	评价量表	简易精神状态量表（MMSE）	受检者的MMSE评分	数值	/	入院记录—专科检查	
377	评估量表	评价量表	蒙特利尔认知评估量表（MoCA）	受检者的MoCA评分	数值	/	入院记录—专科检查	
378	评估量表	评价量表	ABCD2评分	受检者的ABCD2评分	数值	/	入院记录—专科检查	
379	评估量表	评价量表	CHA2DS2-VASc	受检者的CHA2DS2-VASc评分	数值	/	入院记录—专科检查	
380	评估量表	评价量表	HAS-BLED评分	受检者的HAS-BLED评分	数值	/	入院记录—专科检查	
381	护理记录	生命体征	体温	患者体温的测量值，计量单位为℃	数值	/	护理记录—体温单	《国家卫生行业标准WS 445.8—2014 电子病历基本数据集 第8部分：护理评估与计划》
382	护理记录	生命体征	体重	患者体重的测量值，计量单位为kg	数值	/	护理记录—体温单	
383	护理记录	生命体征	呼吸频率	患者单位时间内呼吸次数的测量值，计量单位为次/分	数值	/	护理记录—体温单	

续表1

序号	一级分类	二级分类	指标名称	定义	变量类型	值域	取值来源	指标来源
384	护理记录	生命体征	心率	患者每分钟心脏搏动次数的测量值，计量单位为次/分	数值	/	护理记录—体温单	《国家卫生行业标准 WS 445.8—2014 电子病历基本数据集 第8部分：护理评估与计划》
385	护理记录	生命体征	脉搏	患者每分钟脉搏次数的测量值，计量单位为次/分	数值	/	护理记录—体温单	
386	护理记录	生命体征	收缩压	收缩压的测量值，计量单位为mmHg	数值	/	护理记录—体温单	
387	护理记录	生命体征	舒张压	舒张压的测量值，计量单位为mmHg	数值	/	护理记录—体温单	
388	护理记录	生命体征	体征结果测量时间	患者入院后接受护理评估结束时的公元纪年日期和时间的完整描述	日期	/	护理记录—体温单	
389	治疗	药物治疗	多奈哌齐	个体有无行多奈哌齐的治疗	字符	有/无	住院医嘱—医嘱用药 门诊医嘱—医嘱用药	《中国急性缺血性脑卒中诊治指南2018》《2019 美国 ASA/AHA 急性缺血性卒中的早期管理指南》
390	治疗	药物治疗	美金刚	个体有无行美金刚的治疗	字符	有/无	住院医嘱—医嘱用药 门诊医嘱—医嘱用药	
391	治疗	药物治疗	氯吡格雷	个体有无行氯吡格雷的治疗	字符	有/无	住院医嘱—医嘱用药 门诊医嘱—医嘱用药	
392	治疗	药物治疗	替格瑞洛	个体有无行替格瑞洛的治疗	字符	有/无	住院医嘱—医嘱用药 门诊医嘱—医嘱用药	
393	治疗	药物治疗	阿司匹林	个体有无行阿司匹林的治疗	字符	有/无	住院医嘱—医嘱用药 门诊医嘱—医嘱用药	

续表1

序号	一级分类	二级分类	指标名称	定义	变量类型	值域	取值来源	指标来源
394	治疗	药物治疗	西洛他唑	个体有无行西洛他唑的治疗	字符	有/无	住院医嘱—医嘱用药 门诊医嘱—医嘱用药	《中国急性缺血性脑卒中诊治指南2018》 《2019美国ASA/AHA急性缺血性卒中的早期管理指南》
395	治疗	药物治疗	双嘧达莫	个体有无行双嘧达莫的治疗	字符	有/无	住院医嘱—医嘱用药 门诊医嘱—医嘱用药	
396	治疗	药物治疗	噻氯匹定	个体有无行噻氯匹定的治疗	字符	有/无	住院医嘱—医嘱用药 门诊医嘱—医嘱用药	
397	治疗	药物治疗	普拉格雷	个体有无行普拉格雷的治疗	字符	有/无	住院医嘱—医嘱用药 门诊医嘱—医嘱用药	
398	治疗	药物治疗	奥扎格雷	个体有无行奥扎格雷的治疗	字符	有/无	住院医嘱—医嘱用药 门诊医嘱—医嘱用药	
399	治疗	药物治疗	替罗非班	个体有无行替罗非班的治疗	字符	有/无	住院医嘱—医嘱用药 门诊医嘱—医嘱用药	
400	治疗	药物治疗	依替巴肽	个体有无行依替巴肽的治疗	字符	有/无	住院医嘱—医嘱用药 门诊医嘱—医嘱用药	
401	治疗	药物治疗	阿托伐他汀	个体有无行阿托伐他汀的治疗	字符	有/无	住院医嘱—医嘱用药 门诊医嘱—医嘱用药	
402	治疗	药物治疗	普伐他汀	个体有无行普伐他汀的治疗	字符	有/无	住院医嘱—医嘱用药 门诊医嘱—医嘱用药	
403	治疗	药物治疗	瑞舒伐他汀	个体有无行瑞舒伐他汀的治疗	字符	有/无	住院医嘱—医嘱用药 门诊医嘱—医嘱用药	

续表1

序号	一级分类	二级分类	指标名称	定义	变量类型	值域	取值来源	指标来源
404	治疗	药物治疗	氟伐他汀	个体有无行氟伐他汀的治疗	字符	有/无	住院医嘱—医嘱用药 门诊医嘱—医嘱用药	
405	治疗	药物治疗	辛伐他汀	个体有无行辛伐他汀的治疗	字符	有/无	住院医嘱—医嘱用药 门诊医嘱—医嘱用药	
406	治疗	药物治疗	洛伐他汀	个体有无行洛伐他汀的治疗	字符	有/无	住院医嘱—医嘱用药 门诊医嘱—医嘱用药	
407	治疗	药物治疗	匹伐他汀	个体有无行匹伐他汀的治疗	字符	有/无	住院医嘱—医嘱用药 门诊医嘱—医嘱用药	
408	治疗	药物治疗	非诺贝特	个体有无行非诺贝特的治疗	字符	有/无	住院医嘱—医嘱用药 门诊医嘱—医嘱用药	《中国急性缺血性脑卒中诊治指南2018》 《2019 美国 ASA/AHA 急性缺血性卒中的早期管理指南》
409	治疗	药物治疗	考来烯胺	个体有无行考来烯胺的治疗	字符	有/无	住院医嘱—医嘱用药 门诊医嘱—医嘱用药	
410	治疗	药物治疗	阿昔莫司	个体有无行阿昔莫司的治疗	字符	有/无	住院医嘱—医嘱用药 门诊医嘱—医嘱用药	
411	治疗	药物治疗	依折麦布	个体有无行依折麦布的治疗	字符	有/无	住院医嘱—医嘱用药 门诊医嘱—医嘱用药	
412	治疗	药物治疗	苯扎贝特	个体有无行苯扎贝特的治疗	字符	有/无	住院医嘱—医嘱用药 门诊医嘱—医嘱用药	
413	治疗	药物治疗	吉非罗齐	个体有无行吉非罗齐的治疗	字符	有/无	住院医嘱—医嘱用药 门诊医嘱—医嘱用药	

续表1

序号	一级分类	二级分类	指标名称	定义	变量类型	值域	取值来源	指标来源
414	治疗	药物治疗	普罗布考	个体有无行普罗布考的治疗	字符	有/无	住院医嘱—医嘱用药 门诊医嘱—医嘱用药	
415	治疗	药物治疗	脂必妥	个体有无行脂必妥的治疗	字符	有/无	住院医嘱—医嘱用药 门诊医嘱—医嘱用药	
416	治疗	药物治疗	血脂康	个体有无行血脂康的治疗	字符	有/无	住院医嘱—医嘱用药 门诊医嘱—医嘱用药	
417	治疗	药物治疗	肝素	个体有无行肝素的治疗	字符	有/无	住院医嘱—医嘱用药 门诊医嘱—医嘱用药	
418	治疗	药物治疗	依诺肝素	个体有无行依诺肝素的治疗	字符	有/无	住院医嘱—医嘱用药 门诊医嘱—医嘱用药	《中国急性缺血性脑卒中诊治指南2018》 《2019 美国 ASA/AHA 急性缺血性卒中的早期管理指南》
419	治疗	药物治疗	华法林	个体有无行华法林的治疗	字符	有/无	住院医嘱—医嘱用药 门诊医嘱—医嘱用药	
420	治疗	药物治疗	利伐沙班	个体有无行利伐沙班的治疗	字符	有/无	住院医嘱—医嘱用药 门诊医嘱—医嘱用药	
421	治疗	药物治疗	阿哌沙班	个体有无行阿哌沙班的治疗	字符	有/无	住院医嘱—医嘱用药 门诊医嘱—医嘱用药	
422	治疗	药物治疗	依度沙班	个体有无行依度沙班的治疗	字符	有/无	住院医嘱—医嘱用药 门诊医嘱—医嘱用药	
423	治疗	药物治疗	达比加群酯	个体有无行达比加群酯的治疗	字符	有/无	住院医嘱—医嘱用药 门诊医嘱—医嘱用药	

续表1

序号	一级分类	二级分类	指标名称	定义	变量类型	值域	取值来源	指标来源
424	治疗	药物治疗	阿加曲班	个体有无行阿加曲班的治疗	字符	有/无	住院医嘱—医嘱用药 门诊医嘱—医嘱用药	
425	治疗	药物治疗	比伐卢定	个体有无行比伐卢定的治疗	字符	有/无	住院医嘱—医嘱用药 门诊医嘱—医嘱用药	
426	治疗	药物治疗	阿替普酶	个体有无行阿替普酶的治疗	字符	有/无	住院医嘱—医嘱用药 门诊医嘱—医嘱用药	
427	治疗	药物治疗	尿激酶	个体有无行尿激酶的治疗	字符	有/无	住院医嘱—医嘱用药 门诊医嘱—医嘱用药	
428	治疗	药物治疗	链激酶	个体有无行链激酶的治疗	字符	有/无	住院医嘱—医嘱用药 门诊医嘱—医嘱用药	《中国急性缺血性脑卒中诊治指南2018》 《2019美国ASA/AHA急性缺血性卒中的早期管理指南》
429	治疗	药物治疗	降纤酶	个体有无行降纤酶的治疗	字符	有/无	住院医嘱—医嘱用药 门诊医嘱—医嘱用药	
430	治疗	药物治疗	巴曲酶	个体有无行巴曲酶的治疗	字符	有/无	住院医嘱—医嘱用药 门诊医嘱—医嘱用药	
431	治疗	药物治疗	蚓激酶	个体有无行蚓激酶的治疗	字符	有/无	住院医嘱—医嘱用药 门诊医嘱—医嘱用药	
432	治疗	药物治疗	环丙沙星	个体有无行环丙沙星的治疗	字符	有/无	住院医嘱—医嘱用药 门诊医嘱—医嘱用药	
433	治疗	药物治疗	氯苄匹啶	个体有无行氯苄匹啶的治疗	字符	有/无	住院医嘱—医嘱用药 门诊医嘱—医嘱用药	

续表1

序号	一级分类	二级分类	指标名称	定义	变量类型	值域	取值来源	指标来源
434	治疗	药物治疗	吗氯贝胺	个体有无行吗氯贝胺的治疗	字符	有/无	住院医嘱—医嘱用药 门诊医嘱—医嘱用药	《中国急性缺血性脑卒中诊治指南2018》 《2019 美国 ASA/AHA 急性缺血性卒中的早期管理指南》
435	治疗	药物治疗	氯霉素	个体有无行氯霉素的治疗	字符	有/无	住院医嘱—医嘱用药 门诊医嘱—医嘱用药	
436	治疗	药物治疗	特治星	个体有无行特治星的治疗	字符	有/无	住院医嘱—医嘱用药 门诊医嘱—医嘱用药	
437	治疗	药物治疗	邦达	个体有无行邦达的治疗	字符	有/无	住院医嘱—医嘱用药 门诊医嘱—医嘱用药	
438	治疗	药物治疗	头孢曲松	个体有无行头孢曲松的治疗	字符	有/无	住院医嘱—医嘱用药 门诊医嘱—医嘱用药	
439	治疗	药物治疗	美罗培南	个体有无行美罗培南的治疗	字符	有/无	住院医嘱—医嘱用药 门诊医嘱—医嘱用药	
440	治疗	药物治疗	头孢哌酮钠舒巴坦钠	个体有无行头孢哌酮钠舒巴坦钠的治疗	字符	有/无	住院医嘱—医嘱用药 门诊医嘱—医嘱用药	
441	治疗	药物治疗	替加环素	个体有无行替加环素的治疗	字符	有/无	住院医嘱—医嘱用药 门诊医嘱—医嘱用药	
442	治疗	药物治疗	莫西沙星	个体有无行莫西沙星的治疗	字符	有/无	住院医嘱—医嘱用药 门诊医嘱—医嘱用药	
443	治疗	药物治疗	泰利霉素	个体有无行泰利霉素的治疗	字符	有/无	住院医嘱—医嘱用药 门诊医嘱—医嘱用药	

续表 1

序号	一级分类	二级分类	指标名称	定义	变量类型	值域	取值来源	指标来源
444	治疗	药物治疗	克拉霉素	个体有无行克拉霉素的治疗	字符	有/无	住院医嘱—医嘱用药 门诊医嘱—医嘱用药	
445	治疗	药物治疗	利福平	个体有无行利福平的治疗	字符	有/无	住院医嘱—医嘱用药 门诊医嘱—医嘱用药	
446	治疗	药物治疗	氟康唑	个体有无行氟康唑的治疗	字符	有/无	住院医嘱—医嘱用药 门诊医嘱—医嘱用药	
447	治疗	药物治疗	酮康唑	个体有无行酮康唑的治疗	字符	有/无	住院医嘱—医嘱用药 门诊医嘱—医嘱用药	
448	治疗	药物治疗	伊曲康唑	个体有无行伊曲康唑的治疗	字符	有/无	住院医嘱—医嘱用药 门诊医嘱—医嘱用药	《中国急性缺血性脑卒中诊治指南2018》 《2019 美国 ASA/AHA 急性缺血性卒中的早期管理指南》
449	治疗	药物治疗	伏立康唑	个体有无行伏立康唑的治疗	字符	有/无	住院医嘱—医嘱用药 门诊医嘱—医嘱用药	
450	治疗	药物治疗	利托那韦	个体有无行利托那韦的治疗	字符	有/无	住院医嘱—医嘱用药 门诊医嘱—医嘱用药	
451	治疗	药物治疗	阿扎那韦	个体有无行阿扎那韦的治疗	字符	有/无	住院医嘱—医嘱用药 门诊医嘱—医嘱用药	
452	治疗	药物治疗	奈非那韦	个体有无行奈非那韦的治疗	字符	有/无	住院医嘱—医嘱用药 门诊医嘱—医嘱用药	
453	治疗	药物治疗	阿昔洛韦	个体有无行阿昔洛韦的治疗	字符	有/无	住院医嘱—医嘱用药 门诊医嘱—医嘱用药	

续表1

序号	一级分类	二级分类	指标名称	定义	变量类型	值域	取值来源	指标来源
454	治疗	药物治疗	利巴韦林	个体有无行利巴韦林的治疗	字符	有/无	住院医嘱—医嘱用药 门诊医嘱—医嘱用药	《中国急性缺血性脑卒中诊治指南2018》《2019美国ASA/AHA急性缺血性卒中的早期管理指南》
455	治疗	药物治疗	地塞米松	个体有无行地塞米松的治疗	字符	有/无	住院医嘱—医嘱用药 门诊医嘱—医嘱用药	
456	治疗	药物治疗	苯妥英	个体有无行苯妥英的治疗	字符	有/无	住院医嘱—医嘱用药 门诊医嘱—医嘱用药	
457	治疗	药物治疗	苯巴比妥	个体有无行苯巴比妥的治疗	字符	有/无	住院医嘱—医嘱用药 门诊医嘱—医嘱用药	
458	治疗	药物治疗	丙戊酸钠	个体有无行丙戊酸钠的治疗	字符	有/无	住院医嘱—医嘱用药 门诊医嘱—医嘱用药	
459	治疗	药物治疗	卡马西平	个体有无行卡马西平的治疗	字符	有/无	住院医嘱—医嘱用药 门诊医嘱—医嘱用药	
460	治疗	药物治疗	奥卡西平	个体有无行奥卡西平的治疗	字符	有/无	住院医嘱—医嘱用药 门诊医嘱—医嘱用药	
461	治疗	药物治疗	左乙拉西坦	个体有无行左乙拉西坦的治疗	字符	有/无	住院医嘱—医嘱用药 门诊医嘱—医嘱用药	
462	治疗	药物治疗	拉莫三嗪	个体有无行拉莫三嗪的治疗	字符	有/无	住院医嘱—医嘱用药 门诊医嘱—医嘱用药	
463	治疗	药物治疗	苯妥英钠	个体有无行苯妥英钠的治疗	字符	有/无	住院医嘱—医嘱用药 门诊医嘱—医嘱用药	

续表1

序号	一级分类	二级分类	指标名称	定义	变量类型	值域	取值来源	指标来源
464	治疗	药物治疗	加巴喷丁	个体有无行加巴喷丁的治疗	字符	有/无	住院医嘱—医嘱用药 门诊医嘱—医嘱用药	《中国急性缺血性脑卒中诊治指南2018》 《2019美国ASA/AHA急性缺血性卒中的早期管理指南》
465	治疗	药物治疗	利鲁唑	个体有无行利鲁唑的治疗	字符	有/无	住院医嘱—医嘱用药 门诊医嘱—医嘱用药	
466	治疗	药物治疗	托吡酯	个体有无行托吡酯的治疗	字符	有/无	住院医嘱—医嘱用药 门诊医嘱—医嘱用药	
467	治疗	药物治疗	奥卡西平	个体有无行奥卡西平的治疗	字符	有/无	住院医嘱—医嘱用药 门诊医嘱—医嘱用药	
468	治疗	药物治疗	地西泮	个体有无行地西泮的治疗	字符	有/无	住院医嘱—医嘱用药 门诊医嘱—医嘱用药	
469	治疗	药物治疗	氯硝西泮	个体有无行氯硝西泮的治疗	字符	有/无	住院医嘱—医嘱用药 门诊医嘱—医嘱用药	
470	治疗	药物治疗	咪达唑仑	个体有无行咪达唑仑的治疗	字符	有/无	住院医嘱—医嘱用药 门诊医嘱—医嘱用药	
471	治疗	药物治疗	硝西泮	个体有无行硝西泮的治疗	字符	有/无	住院医嘱—医嘱用药 门诊医嘱—医嘱用药	
472	治疗	药物治疗	水合氯醛	个体有无行水合氯醛的治疗	字符	有/无	住院医嘱—医嘱用药 门诊医嘱—医嘱用药	
473	治疗	药物治疗	利多卡因	个体有无行利多卡因的治疗	字符	有/无	住院医嘱—医嘱用药 门诊医嘱—医嘱用药	

续表1

序号	一级分类	二级分类	指标名称	定义	变量类型	值域	取值来源	指标来源
474	治疗	药物治疗	布洛芬	个体有无行布洛芬的治疗	字符	有/无	住院医嘱—医嘱用药 门诊医嘱—医嘱用药	《中国急性缺血性脑卒中诊治指南2018》 《2019 美国 ASA/AHA 急性缺血性卒中的早期管理指南》
475	治疗	药物治疗	塞来昔布	个体有无行塞来昔布的治疗	字符	有/无	住院医嘱—医嘱用药 门诊医嘱—医嘱用药	
476	治疗	药物治疗	奥美拉唑	个体有无行奥美拉唑的治疗	字符	有/无	住院医嘱—医嘱用药 门诊医嘱—医嘱用药	
477	治疗	药物治疗	埃索美拉唑	个体有无行埃索美拉唑的治疗	字符	有/无	住院医嘱—医嘱用药 门诊医嘱—医嘱用药	
478	治疗	药物治疗	雷贝拉唑	个体有无行雷贝拉唑的治疗	字符	有/无	住院医嘱—医嘱用药 门诊医嘱—医嘱用药	
479	治疗	药物治疗	兰索拉唑	个体有无行兰索拉唑的治疗	字符	有/无	住院医嘱—医嘱用药 门诊医嘱—医嘱用药	
480	治疗	药物治疗	右旋兰索拉唑	个体有无行右旋兰索拉唑的治疗	字符	有/无	住院医嘱—医嘱用药 门诊医嘱—医嘱用药	
481	治疗	药物治疗	西咪替丁	个体有无行西咪替丁的治疗	字符	有/无	住院医嘱—医嘱用药 门诊医嘱—医嘱用药	
482	治疗	药物治疗	泮托拉唑	个体有无行泮托拉唑的治疗	字符	有/无	住院医嘱—医嘱用药 门诊医嘱—医嘱用药	
483	治疗	药物治疗	呋塞米	个体有无行呋塞米的治疗	字符	有/无	住院医嘱—医嘱用药 门诊医嘱—医嘱用药	

续表1

序号	一级分类	二级分类	指标名称	定义	变量类型	值域	取值来源	指标来源
484	治疗	药物治疗	氢氯噻嗪	个体有无行氢氯噻嗪的治疗	字符	有/无	住院医嘱—医嘱用药 门诊医嘱—医嘱用药	《中国急性缺血性脑卒中诊治指南2018》 《2019 美国 ASA/AHA 急性缺血性卒中的早期管理指南》
485	治疗	药物治疗	氨氯地平	个体有无行氨氯地平的治疗	字符	有/无	住院医嘱—医嘱用药 门诊医嘱—医嘱用药	
486	治疗	药物治疗	卡托普利	个体有无行卡托普利的治疗	字符	有/无	住院医嘱—医嘱用药 门诊医嘱—医嘱用药	
487	治疗	药物治疗	厄贝沙坦	个体有无行厄贝沙坦的治疗	字符	有/无	住院医嘱—医嘱用药 门诊医嘱—医嘱用药	
488	治疗	药物治疗	厄贝沙坦氢氯噻嗪	个体有无行厄贝沙坦氢氯噻嗪的治疗	字符	有/无	住院医嘱—医嘱用药 门诊医嘱—医嘱用药	
489	治疗	药物治疗	乌拉地尔	个体有无行乌拉地尔的治疗	字符	有/无	住院医嘱—医嘱用药 门诊医嘱—医嘱用药	
490	治疗	药物治疗	硝苯地平	个体有无行硝苯地平的治疗	字符	有/无	住院医嘱—医嘱用药 门诊医嘱—医嘱用药	
491	治疗	药物治疗	氨氯地平	个体有无行氨氯地平的治疗	字符	有/无	住院医嘱—医嘱用药 门诊医嘱—医嘱用药	
492	治疗	药物治疗	贝那普利	个体有无行贝那普利的治疗	字符	有/无	住院医嘱—医嘱用药 门诊医嘱—医嘱用药	
493	治疗	药物治疗	培哚普利	个体有无行培哚普利的治疗	字符	有/无	住院医嘱—医嘱用药 门诊医嘱—医嘱用药	

续表1

序号	一级分类	二级分类	指标名称	定义	变量类型	值域	取值来源	指标来源
494	治疗	药物治疗	阿利沙坦酯	个体有无行阿利沙坦酯的治疗	字符	有/无	住院医嘱—医嘱用药 门诊医嘱—医嘱用药	
495	治疗	药物治疗	缬沙坦	个体有无行缬沙坦的治疗	字符	有/无	住院医嘱—医嘱用药 门诊医嘱—医嘱用药	
496	治疗	药物治疗	美托洛尔	个体有无行美托洛尔的治疗	字符	有/无	住院医嘱—医嘱用药 门诊医嘱—医嘱用药	
497	治疗	药物治疗	比索洛尔	个体有无行比索洛尔的治疗	字符	有/无	住院医嘱—医嘱用药 门诊医嘱—医嘱用药	《中国急性缺血性脑卒中诊治指南2018》《2019 美国 ASA/AHA 急性缺血性卒中的早期管理指南》
498	治疗	药物治疗	特拉唑嗪	个体有无行特拉唑嗪的治疗	字符	有/无	住院医嘱—医嘱用药 门诊医嘱—医嘱用药	
499	治疗	药物治疗	酚妥拉明	个体有无行酚妥拉明的治疗	字符	有/无	住院医嘱—医嘱用药 门诊医嘱—医嘱用药	
500	治疗	药物治疗	阿罗洛尔	个体有无行阿罗洛尔的治疗	字符	有/无	住院医嘱—医嘱用药 门诊医嘱—医嘱用药	
501	治疗	药物治疗	卡维地洛	个体有无行卡维地洛的治疗	字符	有/无	住院医嘱—医嘱用药 门诊医嘱—医嘱用药	
502	治疗	药物治疗	缬沙坦氨氯地平	个体有无行缬沙坦氨氯地平的治疗	字符	有/无	住院医嘱—医嘱用药 门诊医嘱—医嘱用药	
503	治疗	药物治疗	缬沙坦氢氯噻嗪	个体有无行缬沙坦氢氯噻嗪的治疗	字符	有/无	住院医嘱—医嘱用药 门诊医嘱—医嘱用药	

续表1

序号	一级分类	二级分类	指标名称	定义	变量类型	值域	取值来源	指标来源
504	治疗	药物治疗	安体舒通	个体有无行安体舒通的治疗	字符	有/无	住院医嘱—医嘱用药 门诊医嘱—医嘱用药	《中国急性缺血性脑卒中诊治指南2018》 《2019 美国 ASA/AHA 急性缺血性卒中的早期管理指南》
505	治疗	药物治疗	门冬胰岛素	个体有无行门冬胰岛素的治疗	字符	有/无	住院医嘱—医嘱用药 门诊医嘱—医嘱用药	
506	治疗	药物治疗	甘精胰岛素	个体有无行甘精胰岛素的治疗	字符	有/无	住院医嘱—医嘱用药 门诊医嘱—医嘱用药	
507	治疗	药物治疗	二甲双胍	个体有无行二甲双胍的治疗	字符	有/无	住院医嘱—医嘱用药 门诊医嘱—医嘱用药	
508	治疗	药物治疗	格列齐特	个体有无行格列齐特的治疗	字符	有/无	住院医嘱—医嘱用药 门诊医嘱—医嘱用药	
509	治疗	药物治疗	格列美脲	个体有无行格列美脲的治疗	字符	有/无	住院医嘱—医嘱用药 门诊医嘱—医嘱用药	
510	治疗	药物治疗	格列喹酮	个体有无行格列喹酮的治疗	字符	有/无	住院医嘱—医嘱用药 门诊医嘱—医嘱用药	
511	治疗	药物治疗	瑞格列奈	个体有无行瑞格列奈的治疗	字符	有/无	住院医嘱—医嘱用药 门诊医嘱—医嘱用药	
512	治疗	药物治疗	那格列奈	个体有无行那格列奈的治疗	字符	有/无	住院医嘱—医嘱用药 门诊医嘱—医嘱用药	
513	治疗	药物治疗	阿卡波糖	个体有无行阿卡波糖的治疗	字符	有/无	住院医嘱—医嘱用药 门诊医嘱—医嘱用药	

续表1

序号	一级分类	二级分类	指标名称	定义	变量类型	值域	取值来源	指标来源
514	治疗	药物治疗	伏格列波糖	个体有无行伏格列波糖的治疗	字符	有/无	住院医嘱—医嘱用药 门诊医嘱—医嘱用药	《中国急性缺血性脑卒中诊治指南2018》 《2019 美国 ASA/AHA 急性缺血性卒中的早期管理指南》
515	治疗	药物治疗	罗格列酮	个体有无行罗格列酮的治疗	字符	有/无	住院医嘱—医嘱用药 门诊医嘱—医嘱用药	
516	治疗	药物治疗	吡格列酮	个体有无行吡格列酮的治疗	字符	有/无	住院医嘱—医嘱用药 门诊医嘱—医嘱用药	
517	治疗	药物治疗	沙格列汀	个体有无行沙格列汀的治疗	字符	有/无	住院医嘱—医嘱用药 门诊医嘱—医嘱用药	
518	治疗	药物治疗	沙格列汀二甲双胍	个体有无行沙格列汀二甲双胍的治疗	字符	有/无	住院医嘱—医嘱用药 门诊医嘱—医嘱用药	
519	治疗	药物治疗	西格列汀二甲双胍	个体有无行西格列汀二甲双胍的治疗	字符	有/无	住院医嘱—医嘱用药 门诊医嘱—医嘱用药	
520	治疗	药物治疗	西格列汀	个体有无行西格列汀的治疗	字符	有/无	住院医嘱—医嘱用药 门诊医嘱—医嘱用药	
521	治疗	药物治疗	利格列汀	个体有无行利格列汀的治疗	字符	有/无	住院医嘱—医嘱用药 门诊医嘱—医嘱用药	
522	治疗	药物治疗	利拉鲁肽	个体有无行利拉鲁肽的治疗	字符	有/无	住院医嘱—医嘱用药 门诊医嘱—医嘱用药	
523	治疗	药物治疗	格列吡嗪	个体有无行格列吡嗪的治疗	字符	有/无	住院医嘱—医嘱用药 门诊医嘱—医嘱用药	

续表1

序号	一级分类	二级分类	指标名称	定义	变量类型	值域	取值来源	指标来源
524	治疗	药物治疗	恩格列净	个体有无行恩格列净的治疗	字符	有/无	住院医嘱—医嘱用药 门诊医嘱—医嘱用药	
525	治疗	药物治疗	银杏叶提取物	个体有无行银杏叶提取物的治疗	字符	有/无	住院医嘱—医嘱用药 门诊医嘱—医嘱用药	
526	治疗	药物治疗	丁苯酞	个体有无行丁苯酞的治疗	字符	有/无	住院医嘱—医嘱用药 门诊医嘱—医嘱用药	
527	治疗	药物治疗	樟柳碱	个体有无行樟柳碱的治疗	字符	有/无	住院医嘱—医嘱用药 门诊医嘱—医嘱用药	
528	治疗	药物治疗	尤瑞克林	个体有无行尤瑞克林的治疗	字符	有/无	住院医嘱—医嘱用药 门诊医嘱—医嘱用药	《中国急性缺血性脑卒中诊治指南2018》《2019 美国 ASA/AHA 急性缺血性卒中的早期管理指南》
529	治疗	药物治疗	胞磷胆碱	个体有无行胞磷胆碱的治疗	字符	有/无	住院医嘱—医嘱用药 门诊医嘱—医嘱用药	
530	治疗	药物治疗	依达拉奉	个体有无行依达拉奉的治疗	字符	有/无	住院医嘱—医嘱用药 门诊医嘱—医嘱用药	
531	治疗	药物治疗	双歧杆菌乳杆菌三联活菌	个体有无行双歧杆菌乳杆菌三联活菌的治疗	字符	有/无	住院医嘱—医嘱用药 门诊医嘱—医嘱用药	
532	治疗	药物治疗	美常安	个体有无行美常安的治疗	字符	有/无	住院医嘱—医嘱用药 门诊医嘱—医嘱用药	
533	治疗	药物治疗	思连康	个体有无行思连康的治疗	字符	有/无	住院医嘱—医嘱用药 门诊医嘱—医嘱用药	

续表1

序号	一级分类	二级分类	指标名称	定义	变量类型	值域	取值来源	指标来源
534	治疗	药物治疗	妈咪爱	个体有无行妈咪爱的治疗	字符	有/无	住院医嘱—医嘱用药 门诊医嘱—医嘱用药	
535	治疗	药物治疗	氨溴索	个体有无行氨溴索的治疗	字符	有/无	住院医嘱—医嘱用药 门诊医嘱—医嘱用药	
536	治疗	药物治疗	美托洛尔	个体有无行美托洛尔的治疗	字符	有/无	住院医嘱—医嘱用药 门诊医嘱—医嘱用药	
537	治疗	药物治疗	帕罗西汀	个体有无行帕罗西汀的治疗	字符	有/无	住院医嘱—医嘱用药 门诊医嘱—医嘱用药	
538	治疗	药物治疗	舍曲林	个体有无行舍曲林的治疗	字符	有/无	住院医嘱—医嘱用药 门诊医嘱—医嘱用药	《中国急性缺血性脑卒中诊治指南2018》 《2019 美国 ASA/AHA 急性缺血性卒中的早期管理指南》
539	治疗	药物治疗	西酞普兰	个体有无行西酞普兰的治疗	字符	有/无	住院医嘱—医嘱用药 门诊医嘱—医嘱用药	
540	治疗	药物治疗	艾司西酞普兰	个体有无行艾司西酞普兰的治疗	字符	有/无	住院医嘱—医嘱用药 门诊医嘱—医嘱用药	
541	治疗	药物治疗	文拉法辛	个体有无行文拉法辛的治疗	字符	有/无	住院医嘱—医嘱用药 门诊医嘱—医嘱用药	
542	治疗	药物治疗	米那普仑	个体有无行米那普仑的治疗	字符	有/无	住院医嘱—医嘱用药 门诊医嘱—医嘱用药	
543	治疗	药物治疗	曲唑酮	个体有无行曲唑酮的治疗	字符	有/无	住院医嘱—医嘱用药 门诊医嘱—医嘱用药	

续表1

序号	一级分类	二级分类	指标名称	定义	变量类型	值域	取值来源	指标来源
544	治疗	药物治疗	氯丙嗪	个体有无行氯丙嗪的治疗	字符	有/无	住院医嘱—医嘱用药 门诊医嘱—医嘱用药	《中国急性缺血性脑卒中诊治指南2018》 《2019 美国 ASA/AHA 急性缺血性卒中的早期管理指南》
545	治疗	药物治疗	丙米嗪	个体有无行丙米嗪的治疗	字符	有/无	住院医嘱—医嘱用药 门诊医嘱—医嘱用药	
546	治疗	药物治疗	阿米替林	个体有无行阿米替林的治疗	字符	有/无	住院医嘱—医嘱用药 门诊医嘱—医嘱用药	
547	治疗	药物治疗	多塞平	个体有无行多塞平的治疗	字符	有/无	住院医嘱—医嘱用药 门诊医嘱—医嘱用药	
548	治疗	药物治疗	氟西汀	个体有无行氟西汀的治疗	字符	有/无	住院医嘱—医嘱用药 门诊医嘱—医嘱用药	
549	治疗	药物治疗	氟伏沙明	个体有无行氟伏沙明的治疗	字符	有/无	住院医嘱—医嘱用药 门诊医嘱—医嘱用药	
550	治疗	药物治疗	叶酸	个体有无行叶酸的治疗	字符	有/无	住院医嘱—医嘱用药 门诊医嘱—医嘱用药	
551	治疗	药物治疗	甲钴胺	个体有无行甲钴胺的治疗	字符	有/无	住院医嘱—医嘱用药 门诊医嘱—医嘱用药	
552	治疗	药物治疗	维生素 B_6	个体有无行维生素 B_6 的治疗	字符	有/无	住院医嘱—医嘱用药 门诊医嘱—医嘱用药	
553	治疗	药物治疗	复合维生素 B	个体有无行复合维生素 B 的治疗	字符	有/无	住院医嘱—医嘱用药 门诊医嘱—医嘱用药	

续表1

序号	一级分类	二级分类	指标名称	定义	变量类型	值域	取值来源	指标来源
554	治疗	药物治疗	米达唑仑	个体有无行米达唑仑的治疗	字符	有/无	住院医嘱—医嘱用药 门诊医嘱—医嘱用药	《中国急性缺血性脑卒中诊治指南2018》 《2019美国ASA/AHA急性缺血性卒中的早期管理指南》
555	治疗	药物治疗	小檗碱	个体有无行小檗碱的治疗	字符	有/无	住院医嘱—医嘱用药 门诊医嘱—医嘱用药	
556	治疗	药物治疗	杜密克	个体有无行杜密克的治疗	字符	有/无	住院医嘱—医嘱用药 门诊医嘱—医嘱用药	
557	治疗	药物治疗	麻仁	个体有无行麻仁的治疗	字符	有/无	住院医嘱—医嘱用药 门诊医嘱—医嘱用药	
558	治疗	药物治疗	开塞露	个体有无行开塞露的治疗	字符	有/无	住院医嘱—医嘱用药 门诊医嘱—医嘱用药	
559	治疗	药物治疗	雷尼替丁	个体有无行雷尼替丁的治疗	字符	有/无	住院医嘱—医嘱用药 门诊医嘱—医嘱用药	
560	治疗	药物治疗	法莫替丁	个体有无行法莫替丁的治疗	字符	有/无	住院医嘱—医嘱用药 门诊医嘱—医嘱用药	
561	治疗	药物治疗	米索前列醇	个体有无行米索前列醇的治疗	字符	有/无	住院医嘱—医嘱用药 门诊医嘱—医嘱用药	
562	治疗	药物治疗	替普瑞酮	个体有无行替普瑞酮的治疗	字符	有/无	住院医嘱—医嘱用药 门诊医嘱—医嘱用药	
563	治疗	药物治疗	铝碳酸镁	个体有无行铝碳酸镁的治疗	字符	有/无	住院医嘱—医嘱用药 门诊医嘱—医嘱用药	

续表1

序号	一级分类	二级分类	指标名称	定义	变量类型	值域	取值来源	指标来源
564	治疗	药物治疗	碳酸氢钠	个体有无行碳酸氢钠的治疗	字符	有/无	住院医嘱—医嘱用药 门诊医嘱—医嘱用药	
565	治疗	药物治疗	氢氧化铝	个体有无行氢氧化铝的治疗	字符	有/无	住院医嘱—医嘱用药 门诊医嘱—医嘱用药	
566	治疗	药物治疗	思诺思	个体有无行思诺思的治疗	字符	有/无	住院医嘱—医嘱用药 门诊医嘱—医嘱用药	
567	治疗	药物治疗	氯氮卓	个体有无行氯氮卓的治疗	字符	有/无	住院医嘱—医嘱用药 门诊医嘱—医嘱用药	
568	治疗	药物治疗	舒必利	个体有无行舒必利的治疗	字符	有/无	住院医嘱—医嘱用药 门诊医嘱—医嘱用药	《中国急性缺血性脑卒中诊治指南2018》《2019 美国 ASA/AHA 急性缺血性卒中的早期管理指南》
569	治疗	药物治疗	氟西泮	个体有无行氟西泮的治疗	字符	有/无	住院医嘱—医嘱用药 门诊医嘱—医嘱用药	
570	治疗	药物治疗	艾司唑仑	个体有无行艾司唑仑的治疗	字符	有/无	住院医嘱—医嘱用药 门诊医嘱—医嘱用药	
571	治疗	药物治疗	阿普唑仑	个体有无行阿普唑仑的治疗	字符	有/无	住院医嘱—医嘱用药 门诊医嘱—医嘱用药	
572	治疗	药物治疗	劳拉西泮	个体有无行劳拉西泮的治疗	字符	有/无	住院医嘱—医嘱用药 门诊医嘱—医嘱用药	
573	治疗	药物治疗	唑吡坦	个体有无行唑吡坦的治疗	字符	有/无	住院医嘱—医嘱用药 门诊医嘱—医嘱用药	

续表 1

序号	一级分类	二级分类	指标名称	定义	变量类型	值域	取值来源	指标来源
574	治疗	药物治疗	扎来普隆	个体有无行扎来普隆的治疗	字符	有/无	住院医嘱—医嘱用药 门诊医嘱—医嘱用药	
575	治疗	药物治疗	佐匹克隆	个体有无行佐匹克隆的治疗	字符	有/无	住院医嘱—医嘱用药 门诊医嘱—医嘱用药	
576	治疗	药物治疗	碳酸锂	个体有无行碳酸锂的治疗	字符	有/无	住院医嘱—医嘱用药 门诊医嘱—医嘱用药	
577	治疗	药物治疗	氟哌啶醇	个体有无行氟哌啶醇的治疗	字符	有/无	住院医嘱—医嘱用药 门诊医嘱—医嘱用药	《中国急性缺血性脑卒中诊治指南2018》 《2019 美国 ASA/AHA 急性缺血性卒中的早期管理指南》
578	治疗	药物治疗	氟哌利多	个体有无行氟哌利多的治疗	字符	有/无	住院医嘱—医嘱用药 门诊医嘱—医嘱用药	
579	治疗	药物治疗	奋乃静	个体有无行奋乃静的治疗	字符	有/无	住院医嘱—医嘱用药 门诊医嘱—医嘱用药	
580	治疗	药物治疗	灯盏细辛	个体有无行灯盏细辛的治疗	字符	有/无	住院医嘱—医嘱用药 门诊医嘱—医嘱用药	
581	治疗	药物治疗	红花黄色素	个体有无行红花黄色素的治疗	字符	有/无	住院医嘱—医嘱用药 门诊医嘱—医嘱用药	
582	治疗	药物治疗	人血白蛋白	个体有无行人血白蛋白的治疗	字符	有/无	住院医嘱—医嘱用药 门诊医嘱—医嘱用药	
583	治疗	药物治疗	人免疫球蛋白	个体有无行人免疫球蛋白的治疗	字符	有/无	住院医嘱—医嘱用药 门诊医嘱—医嘱用药	

续表1

序号	一级分类	二级分类	指标名称	定义	变量类型	值域	取值来源	指标来源
584	治疗	药物治疗	日达仙	个体有无行日达仙的治疗	字符	有/无	住院医嘱—医嘱用药 门诊医嘱—医嘱用药	《中国急性缺血性脑卒中诊治指南2018》 《2019美国ASA/AHA急性缺血性卒中的早期管理指南》
585	治疗	药物治疗	香菇多糖	个体有无行香菇多糖的治疗	字符	有/无	住院医嘱—医嘱用药 门诊医嘱—医嘱用药	
586	治疗	药物治疗	甘露醇	个体有无行甘露醇的治疗	字符	有/无	住院医嘱—医嘱用药 门诊医嘱—医嘱用药	
587	治疗	药物治疗	托拉塞米	个体有无行托拉塞米的治疗	字符	有/无	住院医嘱—医嘱用药 门诊医嘱—医嘱用药	
588	治疗	药物治疗	硫酸镁	个体有无行硫酸镁的治疗	字符	有/无	住院医嘱—医嘱用药 门诊医嘱—医嘱用药	
589	治疗	药物治疗	维拉帕米	个体有无行维拉帕米的治疗	字符	有/无	住院医嘱—医嘱用药 门诊医嘱—医嘱用药	
590	治疗	药物治疗	奎尼丁	个体有无行奎尼丁的治疗	字符	有/无	住院医嘱—医嘱用药 门诊医嘱—医嘱用药	
591	治疗	药物治疗	环孢素	个体有无行环孢素的治疗	字符	有/无	住院医嘱—医嘱用药 门诊医嘱—医嘱用药	
592	治疗	药物治疗	地高辛	个体有无行地高辛的治疗	字符	有/无	住院医嘱—医嘱用药 门诊医嘱—医嘱用药	

续表1

序号	一级分类	二级分类	指标名称	定义	变量类型	值域	取值来源	指标来源
593	治疗	药物治疗	葡萄糖	个体有无行葡萄糖的治疗	字符	有/无	住院医嘱—医嘱用药 门诊医嘱—医嘱用药	《中国急性缺血性脑卒中诊治指南2018》 《2019 美国 ASA/AHA 急性缺血性卒中的早期管理指南》
594	治疗	非药物治疗	无创辅助通气	个体有无行无创辅助通气的治疗	字符	有/无	住院医嘱—医嘱治疗	
595	治疗	手术治疗	手术代码	个体所行手术的代码	字符	文本	手术记录—手术代码 住院病案首页—手术代码	《住院病案首页数据采集质量与接口标准》
596	治疗	手术治疗	手术日期	个体所行手术的日期	日期	/	手术记录—手术日期 住院病案首页—手术日期	
597	治疗	手术治疗	动脉取栓术	个体有无行动脉取栓术的治疗	字符	有/无	手术记录—手术名称 住院病案首页—手术名称	《手术操作分类代码国家临床版3.0》
598	治疗	手术治疗	脑室腹腔分流术（VP）	个体有无行脑室腹腔分流术（VP）的治疗	字符	有/无	手术记录—手术名称 住院病案首页—手术名称	
599	治疗	手术治疗	全脑血管数字减影血管造影术	个体有无行全脑血管数字减影血管造影术的治疗	字符	有/无	手术记录—手术名称 住院病案首页—手术名称	
600	治疗	手术治疗	腰椎穿刺术	个体有无行腰椎穿刺术的治疗	字符	有/无	手术记录—手术名称 住院病案首页—手术名称	

续表1

序号	一级分类	二级分类	指标名称	定义	变量类型	值域	取值来源	指标来源
601	治疗	手术治疗	去骨瓣减压术	个体有无行去骨瓣减压术的治疗	字符	有/无	手术记录—手术名称 住院病案首页—手术名称	《手术操作分类代码国家临床版3.0》

二、多发性硬化指标集（602个指标）

多发性硬化指标集见表2。

表2 多发性硬化指标集

序号	一级分类	二级分类	指标名称	定义	变量类型	值域	取值来源	指标来源
1	人口学及社会经济学特征	基本信息	姓名	个体的姓名	字符	/	病案首页—姓名	《电子病历基本数据集第1部分：病历概要》（WS 445.1—2014）
2	人口学及社会经济学特征	基本信息	性别	个体的性别	字符	男/女	病案首页—性别	
3	人口学及社会经济学特征	基本信息	身份证号码	个体的身份证号	字符	/	病案首页—身份证号码	
4	人口学及社会经济学特征	基本信息	民族	个体的民族	字符	《中国各民族名称的罗马字母拼写法和代码》（GB/T 3304—1991）	病案首页—民族	
5	人口学及社会经济学特征	基本信息	年龄	个体的年龄	数值	/	病案首页—年龄	
6	人口学及社会经济学特征	基本信息	职业	个体的职业	字符	/	病案首页—职业	

续表2

序号	一级分类	二级分类	指标名称	定义	变量类型	值域	取值来源	指标来源
7	人口学及社会经济学特征	基本信息	现住址	个体的现住址	字符	/	病案首页—现住址	《电子病历基本数据集 第1部分：病历概要》（WS 445.1—2014）
8	人口学及社会经济学特征	基本信息	患者本人电话	个体的电话	字符	/	病案首页—患者本人电话	
9	人口学及社会经济学特征	基本信息	联系人姓名	个体的联系人姓名	字符	/	病案首页—联系人姓名	
10	人口学及社会经济学特征	基本信息	联系人电话	个体的联系人的电话	字符	/	病案首页—联系人电话	
11	人口学及社会经济学特征	基本信息	联系人与患者关系	个体与联系人的关系	字符	/	病案首页—联系人关系	
12	人口学及社会经济学特征	基本信息	住院号	个体的住院号	字符	/	病案首页—住院号	
13	人口学及社会经济学特征	基本信息	登记号	个体的登记号	字符	/	病案首页—登记号	

续表2

序号	一级分类	二级分类	指标名称	定义	变量类型	值域	取值来源	指标来源
14	人口学及社会经济学特征	基本信息	住院天数	个体的住院天数	数值	/	病案首页—住院天数	《电子病历基本数据集第1部分：病历概要》（WS 445.1—2014）
15	人口学及社会经济学特征	基本信息	住院费用	个体的住院费用	数值	/	病案首页—住院费用	
16	人口学及社会经济学特征	基本信息	入院日期	个体的入院日期	日期	/	病案首页—入院日期	
17	家庭情况	家族史	家族史	个体家族史的详细描述	字符	有/无/不详	入院记录—家族史	
18	既往史	疾病史	哮喘	个体是否有既往患哮喘的病史	字符	是/否	入院记录—既往史	
19	既往史	疾病史	高血压	个体是否有既往患高血压的病史	字符	是/否	入院记录—既往史	《诊断学》（第9版，人民卫生出版社出版，2018年）
20	既往史	疾病史	糖尿病	个体是否有既往患糖尿病的病史	字符	是/否	入院记录—既往史	
21	既往史	疾病史	干燥综合征	个体是否有既往患干燥综合征的病史	字符	是/否	入院记录—既往史	
22	既往史	疾病史	系统性红斑狼疮	个体是否有既往患系统性红斑狼疮的病史	字符	是/否	入院记录—既往史	

续表2

序号	一级分类	二级分类	指标名称	定义	变量类型	值域	取值来源	指标来源
23	既往史	疾病史	系统性血管炎	个体是否有既往患系统性血管炎的病史	字符	是/否	入院记录—既往史	《诊断学》（第9版，人民卫生出版社出版，2018年）
24	既往史	疾病史	类风湿关节炎	个体是否有既往患类风湿关节炎的病史	字符	是/否	入院记录—既往史	
25	既往史	疾病史	多发性肌炎	个体是否有既往患多发性肌炎的病史	字符	是/否	入院记录—既往史	
26	既往史	疾病史	皮肌炎	个体是否有既往患皮肌炎的病史	字符	是/否	入院记录—既往史	
27	既往史	疾病史	变应性嗜酸性肉芽肿血管炎	个体是否有既往患变应性嗜酸性肉芽肿血管炎的病史	字符	是/否	入院记录—既往史	
28	既往史	疾病史	水痘	个体是否有既往患水痘的病史	字符	是/否	入院记录—既往史	
29	既往史	传染病史	传染病史	个体是否出现传染病史的异常情况	字符	是/否	入院记录—既往史	
30	既往史	过敏史	过敏史	个体是否有过敏病史	字符	是/否	入院记录—既往史	
31	既往史	手术史	手术史	个体是否有曾进行手术治疗的病史	字符	是/否	入院记录—既往史	
32	既往史	输血史	输血史	个体输血史的详细描述	字符	有/无/不详	入院记录—既往史	
33	既往史	外伤史	外伤史	个体是否有外力造成身体某个部位受伤的病史	字符	是/否	入院记录—既往史	

续表2

序号	一级分类	二级分类	指标名称	定义	变量类型	值域	取值来源	指标来源
34	既往史	中毒史	食物中毒	个体是否出现食物中毒的异常情况	字符	是/否/不详	入院记录—既往史	《诊断学》（第9版，人民卫生出版社出版，2018年）
35	既往史	中毒史	药物中毒	个体是否出现药物中毒的异常情况	字符	是/否/不详	入院记录—既往史	
36	既往史	中毒史	气体中毒	个体是否出现气体中毒的异常情况	字符	是/否/不详	入院记录—既往史	
37	个人史	吸烟史	吸烟史	个体吸烟及戒烟情况的详细描述	字符	现吸烟/已戒烟/从不吸烟/不详	入院记录—个人史	
38	个人史	疫苗接种史	疫苗接种史	个体是否有进行过疫苗接种	字符	是/否/不详	入院记录—个人史	
39	个人史	饮酒史	饮酒史	个体饮酒情况的详细描述	字符	从不饮酒/现饮酒/已戒酒/不详	入院记录—个人史	
40	个人史	月经史	月经规律	个体是否月经规律	字符	是/否/不详	入院记录—月经史	
41	个人史	出生地	出生地	个体的出生地情况描述	字符	文本	入院记录—个人史	
42	个人史	文化程度	文化程度	个体的文化程度情况描述	字符	文本	入院记录—个人史	
43	个人史	生育史	生育史	个体生育史的详细描述	字符	已/未/不详	入院记录—个人史	
44	个人史	熬夜史	熬夜史	个体是否存在熬夜史	字符	是/否/不详	入院记录—个人史	
45	个人史	吸毒史	吸毒史	个体是否存在吸毒史	字符	是/否/不详	入院记录—个人史	

续表2

序号	一级分类	二级分类	指标名称	定义	变量类型	值域	取值来源	指标来源
46	个人史	药物滥用史	药物滥用史	个体是否存在药物滥用史	字符	是/否/不详	入院记录—个人史	《诊断学》(第9版，人民卫生出版社出版，2018年)
47	个人史	冶游史	冶游史	个体冶游史的详细描述	字符	有/无/不详	入院记录—个人史	
48	个人史	水痘疫苗接种史	水痘疫苗接种史	个体水痘疫苗接种史的详细描述	字符	有/无	入院记录—个人史	
49	个人史	个人习惯	左利手	个体是否为左利手	字符	是/否	入院记录—个人史	
50	个人史	个人习惯	右利手	个体是否为右利手	字符	是/否	入院记录—个人史	
51	婚育史	妊娠结局	辅助生殖技术	个体的辅助生殖技术情况描述	字符	人工授精/辅助生殖/试管婴儿	入院记录—婚育史	
52	婚育史	妊娠结局	麻醉方式	个体的麻醉方式情况描述	字符	腰硬联合麻醉/腰麻/硬膜外麻醉/不详	入院记录—婚育史	
53	婚育史	妊娠结局	分娩状态	个体的分娩状态情况描述	字符	顺产/早产/足月产/流产/剖宫产/不详	入院记录—婚育史	
54	婚育史	妊娠结局	婴儿状态	个体的婴儿状态情况描述	字符	正常/缺陷婴儿/低体重儿/不详	入院记录—婚育史	
55	婚育史	幼儿出生情况	足月产	个体是否出现足月产的异常情况	字符	是/否/不详	入院记录—婚育史	
56	婚育史	幼儿出生情况	顺产	个体是否出现顺产的异常情况	字符	是/否/不详	入院记录—婚育史	

续表 2

序号	一级分类	二级分类	指标名称	定义	变量类型	值域	取值来源	指标来源
57	现病史	一般描述	饮食	个体饮食状态的详细描述	字符	尚可/良好/欠佳/不详	入院记录—现病史	《诊断学》(第9版，人民卫生出版社出版，2018年)
58	现病史	一般描述	睡眠	个体睡眠状态的详细描述	字符	尚可/良好/欠佳/不详	入院记录—现病史	
59	现病史	一般描述	体重	个体体重状态的详细描述	字符	减轻/增加/无变化/不详	入院记录—现病史	
60	现病史	症状描述	发病前诱因	个体是否描述引起多发性硬化的诱因	字符	是/否/不详	入院记录—现病史	
61	现病史	检查操作	完成首次磁共振时间	个体完成首次磁共振的时间	日期	/	入院记录—现病史	《神经病学》(第9版，人民卫生出版社出版，2018年)
62	现病史	检查操作	完成首次腰椎穿刺时间	个体完成首次腰椎穿刺的时间	日期	/	入院记录—现病史	
63	现病史	自身抗体检查	寡克隆区带（OCB）	个体是否曾进行寡克隆区带（OCB）的检测	字符	是/否/不详	入院记录—现病史	
64	现病史	自身抗体检查	水通道蛋白4（AQP4）抗体	个体是否曾进行水通道蛋白4（AQP4）抗体的检测	字符	是/否/不详	入院记录—现病史	《多发性硬化诊断和治疗中国专家共识（2018版）》
65	现病史	自身抗体检查	髓鞘少突胶质细胞糖蛋白（MOG）抗体	个体是否曾进行髓鞘少突胶质细胞糖蛋白（MOG）抗体的检测	字符	是/否/不详	入院记录—现病史	

续表2

序号	一级分类	二级分类	指标名称	定义	变量类型	值域	取值来源	指标来源
66	现病史	自身抗体检查	抗N-甲基-D-天冬氨酸受体（NM-DAR）抗体	个体是否曾进行抗N-甲基-D-天冬氨酸受体（NM-DAR）抗体的检测	字符	是/否/不详	入院记录—现病史	《多发性硬化诊断和治疗中国专家共识（2018版）》
67	现病史	用药情况	糖皮质激素	个体是否曾行糖皮质激素的治疗	字符	是/否/不详	入院记录—现病史	
68	现病史	用药情况	生物制剂	个体是否曾行生物制剂的治疗	字符	是/否/不详	入院记录—现病史	
69	现病史	用药情况	免疫调节剂	个体是否曾行免疫调节剂的治疗	字符	是/否/不详	入院记录—现病史	
70	现病史	用药情况	血浆置换	个体是否曾行血浆置换的治疗	字符	是/否/不详	入院记录—现病史	
71	临床表现	症状	视力下降	个体是否出现视力下降的症状	字符	是/否	入院记录—现病史	《神经病学》（第9版，人民卫生出版社出版，2018年）
72	临床表现	症状	视野缺损	个体是否有视野的某一区域出现视力障碍的症状	字符	是/否	入院记录—现病史	
73	临床表现	症状	视物模糊	个体有无出现视物不清楚的症状	字符	有/无	入院记录—现病史	
74	临床表现	症状	复视	个体是否有两眼看一物体出现两个物像的异常现象	字符	是/否/不详	入院记录—现病史	

续表2

序号	一级分类	二级分类	指标名称	定义	变量类型	值域	取值来源	指标来源
75	临床表现	症状	幻视	个体有无出现看到客观世界不存在事物的异常现象	字符	有/无	入院记录—现病史	《神经病学》（第9版，人民卫生出版社出版，2018年）
76	临床表现	症状	眼球震颤	个体是否出现眼球注视某一点时发生的不自主的节律性往复运动	字符	是/否	入院记录—现病史	
77	临床表现	症状	眼球转动障碍	个体是否出现眼肌麻痹、眼球位置及其运动异常的情况	字符	是/否	入院记录—现病史	
78	临床表现	症状	颜面感觉异常	个体颜面部是否出现蚁行感、麻木、瘙痒、重压、针刺、冷热、肿胀等感觉障碍	字符	是/否	入院记录—现病史	
79	临床表现	症状	眼睑下垂	个体是否出现一侧或双侧上眼睑低垂，部分或全部遮盖瞳孔的情况	字符	是/否	入院记录—现病史	
80	临床表现	症状	闭目无力	个体是否出现闭目无力的症状	字符	是/否	入院记录—现病史	
81	临床表现	症状	流涎	个体是否出现唾液分泌增多，不正常地流口水的情况	字符	是/否	入院记录—现病史	

续表2

序号	一级分类	二级分类	指标名称	定义	变量类型	值域	取值来源	指标来源
82	临床表现	症状	听力减退	个体是否出现听力减弱的症状	字符	是/否/不详	入院记录—现病史	《神经病学》(第9版，人民卫生出版社出版，2018年)
83	临床表现	症状	构音障碍	个体是否出现由发音相关中枢神经、周围神经或肌肉疾病导致的言语障碍	字符	是/否/不详	入院记录—现病史	
84	临床表现	症状	吞咽困难	个体是否出现食物从口腔到胃、贲门过程中受阻而有咽部、胸骨后或剑突下的梗阻感觉	字符	是/否/不详	入院记录—现病史	
85	临床表现	症状	乏力	个体是否出现自觉疲劳、肢体软弱无力的非特异性疲惫感觉	字符	是/否	入院记录—现病史	
86	临床表现	症状	肢体无力	个体是否出现身体有明显的疲乏无力感	字符	是/否	入院记录—现病史	
87	临床表现	症状	肢体痉挛	个体是否出现身体有不随意收缩的症状	字符	是/否	入院记录—现病史	
88	临床表现	症状	步态异常	个体是否因运动或感觉异常而出现行走、站立的异常运动形式与姿态	字符	是/否	入院记录—现病史	

续表2

序号	一级分类	二级分类	指标名称	定义	变量类型	值域	取值来源	指标来源
89	临床表现	症状	不自主运动	个体是否出现意识清楚而不能自行控制的骨骼肌动作的情况	字符	是/否	入院记录—现病史	《神经病学》（第9版，人民卫生出版社出版，2018年）
90	临床表现	症状	眩晕	个体是否出现因空间定位障碍而产生的动性或位置性错觉	字符	是/否	入院记录—现病史	
91	临床表现	症状	呃逆	个体是否出现因膈肌痉挛收缩而喉间频频作声的情况	字符	是/否	入院记录—现病史	
92	临床表现	症状	呕吐	个体是否出现胃内食物被压迫经食管、口腔而排出体外的情况	字符	是/否	入院记录—现病史	
93	临床表现	症状	抽搐	个体是否出现肌肉不自觉的收缩性症状	字符	是/否	入院记录—现病史	
94	临床表现	症状	震颤	个体是否出现一个或多个部位有规律性或不规律发抖的运动障碍	字符	是/否/不详	入院记录—现病史	
95	临床表现	症状	活动笨拙	个体是否出现活动笨拙的症状	字符	是/否	入院记录—现病史	
96	临床表现	症状	行走不稳	个体是否出现行走不稳的症状	字符	是/否	入院记录—现病史	

续表2

序号	一级分类	二级分类	指标名称	定义	变量类型	值域	取值来源	指标来源
97	临床表现	症状	麻木	个体是否出现身体某部位感觉发麻甚至丧失感觉	字符	是/否	入院记录—现病史	《神经病学》（第9版，人民卫生出版社出版，2018年）
98	临床表现	症状	针刺感	个体是否出现酸、胀、重、麻或触电样的感觉	字符	是/否	入院记录—现病史	
99	临床表现	症状	痛觉过敏	个体是否出现轻微触摸皮肤感到疼痛难忍的情况	字符	是/否	入院记录—现病史	
100	临床表现	症状	热敏感	个体是否出现热过度敏感的情况	字符	是/否	入院记录—现病史	
101	临床表现	症状	颈部屈曲时出现沿背部和/或肢体向下扩散的电击样感觉	个体是否有颈部屈曲时出现沿背部和/或肢体向下扩散的电击样感觉的情况	字符	是/否	入院记录—现病史	
102	临床表现	症状	尿潴留	个体是否出现膀胱内充满尿液而不能正常排出的情况	字符	是/否/不详	入院记录—现病史	
103	临床表现	症状	尿失禁	个体是否出现排尿自控能力下降或丧失，尿液不自主流出的情况	字符	是/否/不详	入院记录—现病史	

续表2

序号	一级分类	二级分类	指标名称	定义	变量类型	值域	取值来源	指标来源
104	临床表现	症状	便秘	个体是否出现大便次数减少，伴排便困难、粪便干结的情况	字符	是/否	入院记录—现病史	《神经病学》（第9版，人民卫生出版社出版，2018年）
105	临床表现	症状	性功能障碍	个体是否出现性欲、性兴奋、性高潮任何环节的异常障碍	字符	是/否	入院记录—现病史	
106	临床表现	症状	意识障碍	个体是否出现觉醒度下降和意识内容变化的情况	字符	是/否	入院记录—现病史	
107	临床表现	症状	认知障碍	个体是否出现记忆、语言、视空间、执行、计算和理解判断等认知功能中的一项或多项受损	字符	是/否	入院记录—现病史	
108	临床表现	症状	疲劳	个体是否出现疲劳的情况	字符	是/否	入院记录—现病史	
109	临床表现	症状	精神异常	个体是否出现精神异常的情况	字符	是/否	入院记录—现病史	
110	临床表现	症状	情绪异常	个体是否出现情绪异常的情况	字符	是/否	入院记录—现病史	
111	临床表现	症状首次出现时间	视力下降（首次）	个体出现视力下降的首次时间	日期	/	入院记录—现病史	

续表2

序号	一级分类	二级分类	指标名称	定义	变量类型	值域	取值来源	指标来源
112	临床表现	症状首次出现时间	视野缺损（首次）	个体出现视野缺损的首次时间	日期	/	入院记录—现病史	《神经病学》（第9版，人民卫生出版社出版，2018年）
113	临床表现	症状首次出现时间	视物模糊（首次）	个体出现视物模糊的首次时间	日期	/	入院记录—现病史	
114	临床表现	症状首次出现时间	复视（首次）	个体出现复视的首次时间	日期	/	入院记录—现病史	
115	临床表现	症状首次出现时间	幻视（首次）	个体出现幻视的首次时间	日期	/	入院记录—现病史	
116	临床表现	症状首次出现时间	眼球震颤（首次）	个体出现眼球震颤的首次时间	日期	/	入院记录—现病史	
117	临床表现	症状首次出现时间	眼球转动障碍（首次）	个体出现眼球转动障碍的首次时间	日期	/	入院记录—现病史	
118	临床表现	症状首次出现时间	颜面感觉异常（首次）	个体出现颜面感觉异常的首次时间	日期	/	入院记录—现病史	
119	临床表现	症状首次出现时间	眼睑下垂（首次）	个体出现眼睑下垂的首次时间	日期	/	入院记录—现病史	
120	临床表现	症状首次出现时间	闭目无力（首次）	个体出现闭目无力的首次时间	日期	/	入院记录—现病史	
121	临床表现	症状首次出现时间	流涎（首次）	个体出现流涎的首次时间	日期	/	入院记录—现病史	

续表2

序号	一级分类	二级分类	指标名称	定义	变量类型	值域	取值来源	指标来源
122	临床表现	症状首次出现时间	听力减退（首次）	个体出现听力减退的首次时间	日期	/	入院记录—现病史	《神经病学》（第9版，人民卫生出版社出版，2018年）
123	临床表现	症状首次出现时间	构音障碍（首次）	个体出现构音障碍的首次时间	日期	/	入院记录—现病史	
124	临床表现	症状首次出现时间	吞咽困难（首次）	个体出现吞咽困难的首次时间	日期	/	入院记录—现病史	
125	临床表现	症状首次出现时间	乏力（首次）	个体出现乏力的首次时间	日期	/	入院记录—现病史	
126	临床表现	症状首次出现时间	肢体无力（首次）	个体出现肢体无力的首次时间	日期	/	入院记录—现病史	
127	临床表现	症状首次出现时间	肢体痉挛（首次）	个体出现肢体痉挛的首次时间	日期	/	入院记录—现病史	
128	临床表现	症状首次出现时间	步态异常（首次）	个体出现步态异常的首次时间	日期	/	入院记录—现病史	
129	临床表现	症状首次出现时间	不自主运动（首次）	个体出现不自主运动的首次时间	日期	/	入院记录—现病史	
130	临床表现	症状首次出现时间	眩晕（首次）	个体出现眩晕的首次时间	日期	/	入院记录—现病史	
131	临床表现	症状首次出现时间	呃逆（首次）	个体出现呃逆的首次时间	日期	/	入院记录—现病史	

续表 2

序号	一级分类	二级分类	指标名称	定义	变量类型	值域	取值来源	指标来源
132	临床表现	症状首次出现时间	呕吐（首次）	个体出现呕吐的首次时间	日期	/	入院记录—现病史	《神经病学》（第9版，人民卫生出版社出版，2018年）
133	临床表现	症状首次出现时间	抽搐（首次）	个体出现抽搐的首次时间	日期	/	入院记录—现病史	
134	临床表现	症状首次出现时间	震颤（首次）	个体出现震颤的首次时间	日期	/	入院记录—现病史	
135	临床表现	症状首次出现时间	活动笨拙（首次）	个体出现活动笨拙的首次时间	日期	/	入院记录—现病史	
136	临床表现	症状首次出现时间	行走不稳（首次）	个体出现行走不稳的首次时间	日期	/	入院记录—现病史	
137	临床表现	症状首次出现时间	麻木（首次）	个体出现麻木的首次时间	日期	/	入院记录—现病史	
138	临床表现	症状首次出现时间	针刺感（首次）	个体出现针刺感的首次时间	日期	/	入院记录—现病史	
139	临床表现	症状首次出现时间	痛觉过敏（首次）	个体出现痛觉过敏的首次时间	日期	/	入院记录—现病史	
140	临床表现	症状首次出现时间	热敏感（首次）	个体出现热敏感的首次时间	日期	/	入院记录—现病史	
141	临床表现	症状首次出现时间	尿潴留（首次）	个体出现尿潴留的首次时间	日期	/	入院记录—现病史	

续表2

序号	一级分类	二级分类	指标名称	定义	变量类型	值域	取值来源	指标来源
142	临床表现	症状首次出现时间	尿失禁（首次）	个体出现尿失禁的首次时间	日期	/	入院记录—现病史	《神经病学》（第9版，人民卫生出版社出版，2018年）
143	临床表现	症状首次出现时间	便秘（首次）	个体出现便秘的首次时间	日期	/	入院记录—现病史	
144	临床表现	症状首次出现时间	性功能障碍（首次）	个体出现性功能障碍的首次时间	日期	/	入院记录—现病史	
145	临床表现	症状首次出现时间	意识障碍（首次）	个体出现意识障碍的首次时间	日期	/	入院记录—现病史	
146	临床表现	症状首次出现时间	认知障碍（首次）	个体出现认知障碍的首次时间	日期	/	入院记录—现病史	
147	临床表现	症状首次出现时间	疲劳（首次）	个体出现疲劳的首次时间	日期	/	入院记录—现病史	
148	临床表现	症状首次出现时间	精神异常（首次）	个体出现精神异常的首次时间	日期	/	入院记录—现病史	
149	临床表现	症状首次出现时间	情绪异常（首次）	个体出现情绪异常的首次时间	日期	/	入院记录—现病史	
150	疾病诊断	神经系统疾病	脱髓鞘疾病	个体是否临床诊断为脱髓鞘疾病	字符	是/否	病案首页—主要诊断及出院其他诊断；出院记录—出院诊断门诊诊断记录—诊断名称	

续表 2

序号	一级分类	二级分类	指标名称	定义	变量类型	值域	取值来源	指标来源
151	疾病诊断	神经系统疾病	临床孤立综合征	个体是否临床诊断为临床孤立综合征	字符	是/否	病案首页—主要诊断及出院其他诊断；出院记录—出院诊断门诊诊断记录—诊断名称	《神经病学》（第9版，人民卫生出版社出版，2018年）
152	疾病诊断	神经系统疾病	放射学孤立综合征	个体是否临床诊断为放射学孤立综合征	字符	是/否		
153	疾病诊断	神经系统疾病	视神经脊髓炎	个体是否临床诊断为视神经脊髓炎	字符	是/否		
154	疾病诊断	神经系统疾病	同心圆性硬化	个体是否临床诊断为同心圆性硬化	字符	是/否		
155	疾病诊断	神经系统疾病	播散性脑脊髓炎	个体是否临床诊断为播散性脑脊髓炎	字符	是/否		
156	疾病诊断	神经系统疾病	视神经炎	个体是否临床诊断为视神经炎	字符	是/否		
157	疾病诊断	神经系统疾病	脑干脑炎	个体是否临床诊断为脑干脑炎	字符	是/否		
158	疾病诊断	神经系统疾病	脊髓炎	个体是否临床诊断为脊髓炎	字符	是/否		
159	疾病诊断	神经系统疾病	多发性硬化	个体是否临床诊断为多发性硬化	字符	是/否		
160	疾病诊断	神经系统疾病	复发缓解型多发性硬化	个体是否临床诊断为多发性硬化临床分型——复发缓解型	字符	是/否		

续表2

序号	一级分类	二级分类	指标名称	定义	变量类型	值域	取值来源	指标来源
161	疾病诊断	神经系统疾病	继发进展型多发性硬化	个体是否临床诊断为多发性硬化临床分型——继发进展型	字符	是/否	病案首页—主要诊断及出院其他诊断；出院记录—出院诊断门诊诊断记录—诊断名称	《神经病学》（第9版，人民卫生出版社出版，2018年）
162	疾病诊断	神经系统疾病	原发进展型多发性硬化	个体是否临床诊断为多发性硬化临床分型——原发进展型	字符	是/否		
163	疾病诊断	神经系统疾病	进展复发型多发性硬化	个体是否临床诊断为多发性硬化临床分型——进展复发型	字符	是/否		
164	疾病诊断	神经系统疾病	临床确诊多发性硬化	个体是否临床诊断为临床确诊多发性硬化	字符	是/否		
165	疾病诊断	神经系统疾病	实验室检查支持确诊多发性硬化	个体是否临床诊断为实验室检查支持确诊多发性硬化	字符	是/否		
166	疾病诊断	神经系统疾病	临床可能多发性硬化	个体是否临床诊断为临床可能多发性硬化	字符	是/否		
167	疾病诊断	神经系统疾病	实验室检查支持可能多发性硬化	个体是否临床诊断为实验室检查支持可能多发性硬化	字符	是/否		
168	检验	血常规检查	红细胞（RBC）计数	受检者外周血中红细胞（RBC）计数的检测值	数值	/	检验信息—测试项目	《诊断学》（第9版，人民卫生出版社出版，2018年）

续表2

序号	一级分类	二级分类	指标名称	定义	变量类型	值域	取值来源	指标来源
169	检验	血常规检查	血红蛋白（HB）	受检者外周血中血红蛋白（HB）含量的检测值	数值	/	检验信息—测试项目	《诊断学》（第9版，人民卫生出版社出版，2018年）
170	检验	血常规检查	中性粒细胞计数	受检者外周血中中性粒细胞计数的检测值	数值	/	检验信息—测试项目	
171	检验	血常规检查	中性粒细胞比率	受检者外周血中中性粒细胞占白细胞的百分比的检测值	数值	/	检验信息—测试项目	
172	检验	血常规检查	嗜酸性粒细胞计数	受检者外周血中嗜酸性粒细胞计数的检测值	数值	/	检验信息—测试项目	
173	检验	血常规检查	嗜酸性粒细胞比率	受检者外周血中嗜酸性粒细胞占粒细胞的百分比的检测值	数值	/	检验信息—测试项目	
174	检验	血常规检查	嗜碱性粒细胞计数	受检者外周血中嗜碱性粒细胞计数的检测值	数值	/	检验信息—测试项目	
175	检验	血常规检查	嗜碱性粒细胞比率	受检者外周血中嗜碱性粒细胞占粒细胞的百分比的检测值	数值	/	检验信息—测试项目	
176	检验	血常规检查	淋巴细胞计数	受检者外周血中淋巴细胞计数的检测值	数值	/	检验信息—测试项目	
177	检验	血常规检查	淋巴细胞比率	受检者外周血中淋巴细胞占白细胞的百分比的检测值	数值	/	检验信息—测试项目	

续表2

序号	一级分类	二级分类	指标名称	定义	变量类型	值域	取值来源	指标来源
178	检验	血常规检查	血小板计数	受检者外周血中血小板计数的检测值	数值	/	检验信息—测试项目	
179	检验	血常规检查	红细胞比积	受检者外周血中红细胞体积占全部血液体积的百分比的检测值	数值	/	检验信息—测试项目	
180	检验	血常规检查	白细胞总数	受检者外周血中白细胞总数的检测值	数值	/	检验信息—测试项目	
181	检验	尿液检查	尿白细胞数量	受检者尿液中白细胞数量的检测值	数值	/	检验信息—测试项目	
182	检验	尿液检查	尿红细胞数量	受检者尿液中红细胞数量的检测值	数值	/	检验信息—测试项目	《诊断学》（第9版，人民卫生出版社出版，2018年）
183	检验	尿液检查	尿肌酐	受检者尿液中肌酐的检测值	数值	/	检验信息—测试项目	
184	检验	尿液检查	尿隐血检查	受检者尿液中隐血检查的详细描述	字符	/	检验信息—测试项目	
185	检验	尿液检查	尿胆红素测定	受检者尿液中胆红素测定的详细描述	字符	/	检验信息—测试项目	
186	检验	尿液检查	尿蛋白测定	受检者尿液中蛋白测定的详细描述	字符	/	检验信息—测试项目	
187	检验	尿液检查	尿酮体试验	受检者尿液中酮体试验的详细描述	字符	/	检验信息—测试项目	

续表2

序号	一级分类	二级分类	指标名称	定义	变量类型	值域	取值来源	指标来源
188	检验	粪便检查	粪便颜色	受检者粪便中颜色的详细描述	字符	文本	检验信息—测试项目	《诊断学》（第9版，人民卫生出版社出版，2018年）
189	检验	粪便检查	粪便性状	受检者粪便中性状的详细描述	字符	文本	检验信息—测试项目	
190	检验	粪便检查	粪便隐血	受检者粪便中隐血的详细描述	字符	文本	检验信息—测试项目	
191	检验	粪便检查	粪便红细胞	受检者粪便中红细胞检查的详细描述	数值	/	检验信息—测试项目	
192	检验	粪便检查	粪便白细胞	受检者粪便中白细胞检查的详细描述	数值	/	检验信息—测试项目	
193	检验	粪便检查	粪便吞噬细胞	受检者粪便中吞噬细胞检查的详细描述	数值	/	检验信息—测试项目	
194	检验	粪便检查	粪便寄生虫卵检查	受检者粪便中寄生虫卵检查的详细描述	字符	文本	检验信息—测试项目	
195	检验	甲状腺功能检查	三碘甲状腺原氨酸（T3）	受检者甲状腺功能检查中三碘甲状腺原氨酸（T3）含量的检测值	数值	/	检验信息—测试项目	
196	检验	甲状腺功能检查	甲状腺素（T4）	受检者甲状腺功能检查中甲状腺素（T4）含量的检测值	数值	/	检验信息—测试项目	

续表2

序号	一级分类	二级分类	指标名称	定义	变量类型	值域	取值来源	指标来源
197	检验	甲状腺功能检查	血清游离三碘甲状腺原氨酸（FT3）	受检者甲状腺功能检查中三碘甲状腺原氨酸（FT3）含量的检测值	数值	/	检验信息—测试项目	《诊断学》（第9版，人民卫生出版社出版，2018年）
198	检验	甲状腺功能检查	血清游离甲状腺素（FT4）	受检者甲状腺功能检查中游离甲状腺素（FT4）含量的检测值	数值	/	检验信息—测试项目	
199	检验	甲状腺功能检查	血清促甲状腺激素（TSH）	受检者甲状腺功能检查中促甲状腺激素（TSH）含量的检测值	数值	/	检验信息—测试项目	
200	检验	甲状腺功能检查	甲状腺过氧化物酶抗体	受检者甲状腺功能检查中甲状腺过氧化物酶抗体的检测值	数值	/	检验信息—测试项目	
201	检验	甲状腺功能检查	甲状腺球蛋白抗体	受检者甲状腺功能检查中甲状腺球蛋白抗体的检测值	数值	/	检验信息—测试项目	
202	检验	肝功能检查	血清白蛋白（ALB）	受检者肝功能检查中血清白蛋白（ALB）含量的检值	数值	/	检验信息—测试项目	
203	检验	肝功能检查	血清总胆红素（TB）	受检者肝功能检查中血清总胆红素（TB）含量的检测值	数值	/	检验信息—测试项目	
204	检验	肝功能检查	血清丙氨酸氨基转移酶（ALT）	受检者肝功能检查中血清丙氨酸氨基转移酶（ALT）含量的检测值	数值	/	检验信息—测试项目	

续表2

序号	一级分类	二级分类	指标名称	定义	变量类型	值域	取值来源	指标来源
205	检验	肝功能检查	血清天门冬氨酸氨基转移酶（AST）	受检者肝功能检查中血清天门冬氨酸氨基转移酶（AST）含量的检测值	数值	/	检验信息—测试项目	《诊断学》（第9版，人民卫生出版社出版，2018年）
206	检验	肾功能检查	肌酐（Cr）	受检者肾功能检查中肌酐（Cr）含量的检测值	数值	/	检验信息—测试项目	
207	检验	肾功能检查	尿素氮（BUN）	受检者肾功能检查中尿素氮（BUN）含量的检测值	数值	/	检验信息—测试项目	
208	检验	肾功能检查	肾小球滤过率	受检者肾功能检查中肾小球滤过率的检测值	数值	/	检验信息—测试项目	
209	检验	血脂及脂蛋白测定	血清载脂蛋白A1	受检者的血清载脂蛋白A1的检测值	数值	/	检验信息—测试项目	
210	检验	血脂及脂蛋白测定	血清载脂蛋白B100	受检者的血清载脂蛋白B100的检测值	数值	/	检验信息—测试项目	
211	检验	血脂及脂蛋白测定	血清低密度脂蛋白胆固醇	受检者的血清低密度脂蛋白胆固醇的检测值	数值	/	检验信息—测试项目	
212	检验	血脂及脂蛋白测定	血清高密度脂蛋白胆固醇	受检者的血清高密度脂蛋白胆固醇的检测值	数值	/	检验信息—测试项目	
213	检验	血脂及脂蛋白测定	血清脂蛋白a	受检者的血清脂蛋白a的检测值	数值	/	检验信息—测试项目	

续表2

序号	一级分类	二级分类	指标名称	定义	变量类型	值域	取值来源	指标来源
214	检验	血脂及脂蛋白测定	血清总胆固醇	受检者的血清总胆固醇的检测值	数值	/	检验信息—测试项目	《诊断学》（第9版，人民卫生出版社出版，2018年）
215	检验	血脂及脂蛋白测定	血清甘油三酯	受检者的血清甘油三酯的检测值	数值	/	检验信息—测试项目	
216	检验	炎症生化检查	C反应蛋白（CRP）	受检者的C反应蛋白（CRP）的检测值	数值	/	检验信息—测试项目	
217	检验	炎症生化检查	超敏C反应蛋白（hsCRP）	受检者的超敏C反应蛋白（hsCRP）的检测值	数值	/	检验信息—测试项目	
218	检验	炎症生化检查	血清淀粉样蛋白A（SAA）	受检者的血清淀粉样蛋白A（SAA）的检测值	数值	/	检验信息—测试项目	
219	检验	炎症生化检查	降钙素原（PCT）	受检者的激素检查中降钙素原（PCT）的检测值	数值	/	检验信息—测试项目	
220	检验	蛋白类及其代谢物检查	人神经丝蛋白多肽（NFL）	受检者的人神经丝蛋白多肽（NFL）的检测值	数值	/	检验信息—测试项目	
221	检验	蛋白类及其代谢物检查	胶质纤维酸性蛋白（GFAP）	受检者的胶质纤维酸性蛋白（GFAP）的检测值	数值	/	检验信息—测试项目	
222	检验	脑脊液检查	脑脊液颜色	受检者的脑脊液颜色的详细描述	字符	/	检验信息—测试项目	

续表 2

序号	一级分类	二级分类	指标名称	定义	变量类型	值域	取值来源	指标来源
223	检验	脑脊液检查	脑脊液透明度	受检者的脑脊液透明程度的详细描述	字符	/	检验信息—测试项目	
224	检验	脑脊液检查	脑脊液薄膜	受检者的脑脊液是否出现薄膜	字符	是/否	检验信息—测试项目	
225	检验	脑脊液检查	红细胞计数	受检者脑脊液中红细胞数量的检测值	数值	/	检验信息—测试项目	
226	检验	脑脊液检查	白细胞计数	受检者脑脊液中白细胞数量的检测值	数值	/	检验信息—测试项目	
227	检验	脑脊液检查	中性粒细胞比率	受检者脑脊液中的中性粒细胞占白细胞的百分比的检测值	数值	/	检验信息—测试项目	《诊断学》（第9版，人民卫生出版社出版，2018年）
228	检验	脑脊液检查	淋巴细胞比率	受检者脑脊液中的淋巴细胞占白细胞的百分比的检测值	数值	/	检验信息—测试项目	
229	检验	脑脊液检查	单核细胞比率	受检者脑脊液中的单核细胞占白细胞的百分比的检测值	数值	/	检验信息—测试项目	
230	检验	脑脊液检查	脑脊液蛋白	受检者脑脊液中蛋白质含量的检测值	数值	/	检验信息—测试项目	
231	检验	脑脊液检查	脑脊液氯化物定量	受检者脑脊液中氯化物含量的检测值	数值	/	检验信息—测试项目	

续表2

序号	一级分类	二级分类	指标名称	定义	变量类型	值域	取值来源	指标来源
232	检验	脑脊液检查	脑脊液糖定量	受检者脑脊液中糖含量的检测值	数值	/	检验信息—测试项目	
233	检验	脑脊液检查	脑脊液免疫球蛋白G（IgG）	受检者脑脊液中免疫球蛋白G（IgG）含量的检测值	数值	/	检验信息—测试项目	
234	检验	脑脊液检查	脑脊液免疫球蛋白M（IgM）	受检者脑脊液中免疫球蛋白M（IgM）含量的检测值	数值	/	检验信息—测试项目	
235	检验	脑脊液检查	脑脊液免疫球蛋白A（IgA）	受检者脑脊液中免疫球蛋白A（IgA）含量的检测值	数值	/	检验信息—测试项目	《诊断学》（第9版，人民卫生出版社出版，2018年）
236	检验	脑脊液检查	寡克隆区带	受检者脑脊液中寡克隆区带的详细描述	字符	阴性/阳性/不详	检验信息—测试项目	
237	检验	脑脊液检查	脑脊液IgG指数	受检者脑脊液IgG指数的检测值	数值	/	检验信息—测试项目	
238	检验	脑脊液检查	脑脊液压力	受检者脑脊液压力的检测值	数值	/	检验信息—测试项目	
239	检验	体液免疫检查	补体3（C3）	受检者血清中补体3（C3）的检测值	数值	/	检验信息—测试项目	
240	检验	体液免疫检查	补体4（C4）	受检者补体4（C4）的检测值	数值	/	检验信息—测试项目	

续表2

序号	一级分类	二级分类	指标名称	定义	变量类型	值域	取值来源	指标来源
241	检验	体液免疫检查	免疫球蛋白A（IgA）	受检者免疫球蛋白A（IgA）的检测值	数值	/	检验信息—测试项目	
242	检验	体液免疫检查	免疫球蛋白G（IgG）	受检者免疫球蛋白G（IgG）的检测值	数值	/	检验信息—测试项目	
243	检验	体液免疫检查	免疫球蛋白M（IgM）	受检者免疫球蛋白M（IgM）的检测值	数值	/	检验信息—测试项目	
244	检验	体液免疫检查	总补体（CH50）	受检者总补体（CH50）的检测值	数值	/	检验信息—测试项目	
245	检验	体液免疫检查	补体1q（C1q）	受检者补体1q（C1q）的检测值	数值	/	检验信息—测试项目	《诊断学》（第9版，人民卫生出版社出版，2018年）
246	检验	体液免疫检查	免疫球蛋白G4（IgG4）	受检者免疫球蛋白G4（IgG4）的检测值	数值	/	检验信息—测试项目	
247	检验	维生素测定	维生素D	受检者血液中维生素D含量的检测值	数值	/	检验信息—测试项目	
248	检验	维生素测定	维生素B_{12}	受检者血液中维生素B_{12}含量的检测值	数值	/	检验信息—测试项目	
249	检验	维生素测定	血清维生素B_6	受检者血液中维生素B_6的检测值	数值	/	检验信息—测试项目	
250	检验	维生素测定	血清维生素B_2	受检者血液中维生素B_2的检测值	数值	/	检验信息—测试项目	

续表 2

序号	一级分类	二级分类	指标名称	定义	变量类型	值域	取值来源	指标来源
251	检验	维生素测定	血清维生素 B_1	受检者血液中维生素 B_1 的检测值	数值	/	检验信息—测试项目	《诊断学》（第9版，人民卫生出版社出版，2018年）
252	检验	维生素测定	血清维生素 C	受检者血液中维生素 C 的检测值	数值	/	检验信息—测试项目	
253	检验	维生素测定	血清维生素 E	受检者血液中维生素 E 的检测值	数值	/	检验信息—测试项目	
254	检验	维生素测定	血清维生素 K	受检者血液中维生素 K 的检测值	数值	/	检验信息—测试项目	
255	检验	维生素测定	血清维生素 A	受检者血液中维生素 A 的检测值	数值	/	检验信息—测试项目	
256	检验	无机元素测定	磷测定	受检者无机元素检查中磷离子含量的检测值	数值	/	检验信息—测试项目	
257	检验	无机元素测定	铜测定	受检者无机元素检查中铜离子含量的检测值	数值	/	检验信息—测试项目	
258	检验	无机元素测定	锌测定	受检者无机元素检查中锌离子含量的检测值	数值	/	检验信息—测试项目	
259	检验	无机元素测定	钙测定	受检者无机元素检查中钙离子含量的检测值	数值	/	检验信息—测试项目	
260	检验	无机元素测定	镁测定	受检者无机元素检查中镁离子含量的检测值	数值	/	检验信息—测试项目	

续表2

序号	一级分类	二级分类	指标名称	定义	变量类型	值域	取值来源	指标来源
261	检验	无机元素测定	铁测定	受检者无机元素检查中铁离子含量的检测值	数值	/	检验信息—测试项目	《诊断学》（第9版，人民卫生出版社出版，2018年）
262	检验	无机元素测定	铅测定	受检者无机元素检查中铅离子含量的检测值	数值	/	检验信息—测试项目	
263	检验	细胞免疫检查	CD3+细胞比率	受检者CD3+细胞比率的检测值	数值	/	检验信息—测试项目	
264	检验	细胞免疫检查	CD3+细胞计数	受检者CD3+细胞数量的检测值	数值	/	检验信息—测试项目	
265	检验	细胞免疫检查	CD3+CD4+细胞比率	受检者CD3+CD4+细胞比率的检测值	数值	/	检验信息—测试项目	
266	检验	细胞免疫检查	CD3+CD4+细胞计数	受检者CD3+CD4+细胞数量的检测值	数值	/	检验信息—测试项目	
267	检验	细胞免疫检查	CD3+CD8+细胞比率	受检者CD3+CD8+细胞比率的检测值	数值	/	检验信息—测试项目	
268	检验	细胞免疫检查	CD3+CD8+细胞计数	受检者CD3+CD8+细胞数量的检测值	数值	/	检验信息—测试项目	
269	检验	细胞免疫检查	CD4+/CD8+比值	受检者CD4+/CD8+比值的检测值	数值	/	检验信息—测试项目	
270	检验	细胞免疫检查	B淋巴细胞比率	受检者B淋巴细胞比率的检测值	数值	/	检验信息—测试项目	

续表 2

序号	一级分类	二级分类	指标名称	定义	变量类型	值域	取值来源	指标来源
271	检验	细胞免疫检查	B 淋巴细胞计数	受检者 B 淋巴细胞数量的检测值	数值	/	检验信息—测试项目	《诊断学》（第 9 版，人民卫生出版社出版，2018 年）
272	检验	细胞免疫检查	NK 细胞比率	受检者 NK 细胞比率的检测值	数值	/	检验信息—测试项目	
273	检验	细胞免疫检查	NK 细胞计数	受检者 NK 细胞数量的检测值	数值	/	检验信息—测试项目	
274	检验	细胞免疫检查	CD3＋CD4－CD8－细胞比率	受检者 CD3＋CD4－CD8－细胞比率的检测值	数值	/	检验信息—测试项目	
275	检验	细胞免疫检查	CD3＋CD4＋CD8＋细胞比率	受检者 CD3＋CD4＋CD8＋细胞比率的检测值	数值	/	检验信息—测试项目	
276	检验	细胞免疫检查	白介素－1	受检者白介素－1 的检测值	数值	/	检验信息—测试项目	
277	检验	细胞免疫检查	白介素－2	受检者白介素－2 的检测值	数值	/	检验信息—测试项目	
278	检验	细胞免疫检查	白介素－4	受检者白介素－4 的检测值	数值	/	检验信息—测试项目	
279	检验	细胞免疫检查	白介素－6	受检者白介素－6 的检测值	数值	/	检验信息—测试项目	
280	检验	细胞免疫检查	白介素－8	受检者白介素－8 的检测值	数值	/	检验信息—测试项目	

续表2

序号	一级分类	二级分类	指标名称	定义	变量类型	值域	取值来源	指标来源
281	检验	细胞免疫检查	白介素-10	受检者白介素-10的检测值	数值	/	检验信息—测试项目	《诊断学》（第9版，人民卫生出版社出版，2018年）
282	检验	肿瘤相关抗原测定	甲胎蛋白	受检者甲胎蛋白含量的检测值	数值	/	检验信息—测试项目	
283	检验	肿瘤相关抗原测定	癌胚抗原	受检者癌胚抗原含量的检测值	数值	/	检验信息—测试项目	
284	检验	肿瘤相关抗原测定	糖类抗原CA-125	受检者糖类抗原CA-125含量的检测值	数值	/	检验信息—测试项目	
285	检验	肿瘤相关抗原测定	糖类抗原CA15-3	受检者糖类抗原CA15-3含量的检测值	数值	/	检验信息—测试项目	
286	检验	肿瘤相关抗原测定	糖类抗原CA19-9	受检者糖类抗原CA19-9含量的检测值	数值	/	检验信息—测试项目	
287	检验	肿瘤相关抗原测定	糖类抗原CA24-2	受检者糖类抗原CA24-2含量的检测值	数值	/	检验信息—测试项目	
288	检验	肿瘤相关抗原测定	神经元特异性烯醇化酶	受检者神经元特异性烯醇化酶含量的检测值	数值	/	检验信息—测试项目	
289	检验	细菌感染免疫学检查	结核菌素试验（PPD试验）	受检者行结核菌素试验（PPD试验）的检测结果	字符	/	检验信息—测试项目	
290	检验	细菌感染免疫学检查	结核感染T细胞	受检者结核感染T细胞的检测值	数值	/	检验信息—测试项目	

续表2

序号	一级分类	二级分类	指标名称	定义	变量类型	值域	取值来源	指标来源
291	检验	细菌感染免疫学检查	结核杆菌抗体	受检者结核杆菌抗体的检测值	数值	/	检验信息—测试项目	《诊断学》（第9版，人民卫生出版社出版，2018年）
292	检验	病毒感染免疫学检查	乙型肝炎病毒表面抗原	受检者乙型肝炎病毒表面抗原的检测结果	字符	/	检验信息—测试项目	
293	检验	病毒感染免疫学检查	乙型肝炎病毒表面抗体	受检者乙型肝炎病毒表面抗体的检测结果	字符	/	检验信息—测试项目	
294	检验	病毒感染免疫学检查	乙型肝炎病毒e抗原	受检者乙型肝炎病毒e抗原的检测结果	字符	/	检验信息—测试项目	
295	检验	病毒感染免疫学检查	乙型肝炎病毒e抗体	受检者乙型肝炎病毒e抗体的检测结果	字符	/	检验信息—测试项目	
296	检验	病毒感染免疫学检查	乙型肝炎病毒核心抗体	受检者乙型肝炎病毒核心抗体的检测结果	字符	/	检验信息—测试项目	
297	检验	病毒感染免疫学检查	丙型肝炎病毒抗体	受检者丙型肝炎病毒抗体的检测结果	字符	/	检验信息—测试项目	

续表2

序号	一级分类	二级分类	指标名称	定义	变量类型	值域	取值来源	指标来源
298	检验	病毒感染免疫学检查	人类免疫缺陷病毒抗体	受检者人类免疫缺陷病毒抗体的检测结果	字符	/	检验信息—测试项目	
299	检验	病毒感染免疫学检查	梅毒螺旋体抗体	受检者梅毒螺旋体抗体的检测结果	字符	/	检验信息—测试项目	
300	检验	病毒感染免疫学检查	人乳头瘤病毒抗体	受检者人乳头瘤病毒抗体的检测结果	字符	/	检验信息—测试项目	
301	检验	病毒感染免疫学检查	单纯疱疹病毒抗体	受检者单纯疱疹病毒抗体的检测结果	字符	/	检验信息—测试项目	《诊断学》(第9版,人民卫生出版社出版,2018年)
302	检验	病毒感染免疫学检查	EB病毒抗体	受检者EB病毒抗体的检测结果	字符	/	检验信息—测试项目	
303	检验	病毒感染免疫学检查	水痘-带状疱疹病毒(VZV)抗体	受检者水痘-带状疱疹病毒(VZV)抗体的检测结果	字符	/	检验信息—测试项目	
304	检验	病毒感染免疫学检查	乙型肝炎病毒核心IgM抗体	受检者乙型肝炎病毒核心IgM抗体的检测值	数值	/	检验信息—测试项目	

续表2

序号	一级分类	二级分类	指标名称	定义	变量类型	值域	取值来源	指标来源
305	检验	病毒感染免疫学检查	乙型肝炎病毒前S1抗原	受检者乙型肝炎病毒前S1抗原的检测值	数值	/	检验信息—测试项目	《诊断学》（第9版，人民卫生出版社出版，2018年）
306	检验	自身抗体检查	髓鞘少突胶质细胞糖蛋白（MOG）抗体	受检者髓鞘少突胶质细胞糖蛋白（MOG）抗体含量的检测值	数值	/	检验信息—测试项目	
307	检验	自身抗体检查	水通道蛋白4（AQP4）抗体	受检者水通道蛋白4（AQP4）抗体含量的检测值	数值	/	检验信息—测试项目	
308	检验	自身抗体检查	抗N-甲基-D-天冬氨酸受体（NMDAR）抗体	受检者抗N-甲基-D-天冬氨酸受体（NMDAR）抗体含量的检测值	数值	/	检验信息—测试项目	
309	检验	自身抗体检查	抗RA33抗体	受检者抗RA33抗体的检测结果	字符	/	检验信息—测试项目	
310	检验	自身抗体检查	抗环瓜氨酸多肽（CCP）抗体	受检者抗环瓜氨酸多肽（CCP）抗体的检测结果	字符	/	检验信息—测试项目	
311	检验	自身抗体检查	抗角蛋白(AKA)抗体	受检者抗角蛋白（AKA）抗体的检测结果	字符	/	检验信息—测试项目	
312	检验	自身抗体检查	磷酸葡萄糖异构酶（GPI）	受检者磷酸葡萄糖异构酶（GPI）的检测结果	字符	/	检验信息—测试项目	

续表2

序号	一级分类	二级分类	指标名称	定义	变量类型	值域	取值来源	指标来源
313	检验	自身抗体检查	抗突变型瓜氨酸波形蛋白（MCV）抗体	受检者抗突变型瓜氨酸波形蛋白（MCV）抗体的检测结果	字符	/	检验信息—测试项目	《诊断学》（第9版，人民卫生出版社出版，2018年）
314	检验	自身抗体检查	抗Jo-1抗体	受检者抗Jo-1抗体的检测结果	字符	/	检验信息—测试项目	
315	检验	自身抗体检查	抗Scl-70抗体	受检者抗Scl-70抗体的检测结果	字符	/	检验信息—测试项目	
316	检验	自身抗体检查	抗Sm抗体	受检者抗Sm抗体的检测结果	字符	/	检验信息—测试项目	
317	检验	自身抗体检查	抗ss-A抗体	受检者抗ss-A抗体的检测结果	字符	/	检验信息—测试项目	
318	检验	自身抗体检查	抗ss-B抗体	受检者抗ss-B抗体的检测结果	字符	/	检验信息—测试项目	
319	检验	自身抗体检查	抗蛋白酶3抗体（pr3-ANCA）	受检者抗蛋白酶3抗体（pr3-ANCA）的检测结果	字符	/	检验信息—测试项目	
320	检验	自身抗体检查	抗核糖体P蛋白（P）抗体	受检者抗核糖体P蛋白（P）抗体的检测结果	字符	/	检验信息—测试项目	
321	检验	自身抗体检查	抗核外核糖核酸外切酶（PM-Scl）抗体	受检者抗核外核糖核酸外切酶（PM-Scl）抗体的检测结果	字符	/	检验信息—测试项目	

续表2

序号	一级分类	二级分类	指标名称	定义	变量类型	值域	取值来源	指标来源
322	检验	自身抗体检查	抗核小体(AnuA)抗体	受检者抗核小体（AnuA）抗体的检测结果	字符	/	检验信息—测试项目	
323	检验	自身抗体检查	抗双链DNA（抗ds-DNA）	受检者抗双链DNA（抗ds-DNA）抗体的检测结果	字符	/	检验信息—测试项目	
324	检验	自身抗体检查	抗增殖细胞核抗原抗体（PCNA）	受检者抗增殖细胞核抗原抗体（PCNA）的检测结果	字符	/	检验信息—测试项目	
325	检验	自身抗体检查	抗着丝点抗体（ACA）	受检者抗着丝点抗体（ACA）的检测结果	字符	/	检验信息—测试项目	
326	检验	自身抗体检查	抗中性粒细胞胞浆抗体C型（c-ANCA）	受检者抗中性粒细胞胞浆抗体C型（c-ANCA）的检测结果	字符	/	检验信息—测试项目	《诊断学》（第9版，人民卫生出版社出版，2018年）
327	检验	自身抗体检查	抗中性粒细胞胞浆抗体P型（p-ANCA）	受检者抗中性粒细胞胞浆抗体P型（p-ANCA）的检测结果	字符	/	检验信息—测试项目	
328	检验	自身抗体检查	抗组蛋白抗体（AHA）	受检者抗组蛋白抗体（AHA）的检测结果	字符	/	检验信息—测试项目	
329	检验	自身抗体检查	类风湿因子（RF）	受检者类风湿因子（RF）的检测值	数值	/	检验信息—测试项目	
330	检验	自身抗体检查	抗髓过氧化物酶抗体（MPO-ANCA）	受检者抗髓过氧化物酶抗体（MPO-ANCA）的检测结果	字符	/	检验信息—测试项目	

续表2

序号	一级分类	二级分类	指标名称	定义	变量类型	值域	取值来源	指标来源
331	检验	自身抗体检查	抗核抗体(ANA)	受检者抗核抗体（ANA）的检测结果	字符	/	检验信息—测试项目	《诊断学》（第9版，人民卫生出版社出版，2018年）
332	检验	自身抗体检查	抗核糖核蛋白（U1-RNP）抗体	受检者抗核糖核蛋白（U1-RNP）抗体的检测结果	字符	/	检验信息—测试项目	
333	检验	自身抗体检查	抗Mi-2抗体	受检者抗Mi-2抗体的检测结果	字符	/	检验信息—测试项目	
334	检验	自身抗体检查	抗线粒体抗体（AMA）	受检者抗线粒体抗体（AMA）的检测结果	字符	/	检验信息—测试项目	
335	检验	自身抗体检查	类风湿因子IgA（RF-IgA）	受检者类风湿因子IgA（RF-IgA）的检测值	数值	/	检验信息—测试项目	
336	检验	自身抗体检查	类风湿因子IgG（RF-IgG）	受检者类风湿因子IgG（RF-IgG）的检测值	数值	/	检验信息—测试项目	
337	检验	自身抗体检查	类风湿因子IgM（RF-IgM）	受检者的类风湿因子IgM（RF-IgM）的检测值	数值	/	检验信息—测试项目	
338	检查	一般检查	身高	个体身高的详细描述	数值	/	护理记录	
339	检查	一般检查	体重	个体体重的详细描述	字符	减轻/增加/无变化/不详	护理记录	
340	检查	一般检查	舒张压	个体舒张压的详细描述	数值	0～200	护理记录	
341	检查	一般检查	收缩压	个体收缩压的详细描述	数值	0～300	护理记录	
342	检查	一般检查	心率	个体心率的详细描述	数值	0～200	护理记录	

续表 2

序号	一级分类	二级分类	指标名称	定义	变量类型	值域	取值来源	指标来源
343	检查	一般检查	体温	个体体温的详细描述	数值	0～50	入院记录—体格检查	《诊断学》（第9版，人民卫生出版社出版，2018年）
344	检查	一般检查	呼吸	个体呼吸频率的详细描述	数值	0～100	入院记录—体格检查	
345	检查	一般检查	脉搏	个体动脉搏动频率的详细描述	数值	0～200	入院记录—体格检查	
346	检查	一般检查	发育	个体的发育情况描述	字符	正常/异常/不详	入院记录—体格检查	《神经病学》（第9版，人民卫生出版社出版，2018年）
347	检查	一般检查	营养	个体的营养情况描述	字符	良好/中等/不详	入院记录—体格检查	
348	检查	一般检查	面容表情	个体的面容表情情况描述	字符	正常/异常/不详	入院记录—体格检查	
349	检查	一般检查	姿势	个体的姿势情况描述	字符	自动/被动/强迫仰卧位/不详	入院记录—体格检查	
350	检查	一般检查	步态	个体的步态情况描述	字符	正常/搀扶/行走不稳/跛行/偏瘫/卧床/不详/拐杖/轮椅	入院记录—体格检查	
351	检查	一般检查	构音	个体的构音情况描述	字符	正常/异常/不详	入院记录—体格检查	
352	检查	一般检查	意识状态	个体的意识状态情况描述	字符	嗜睡/昏睡/昏迷/意识模糊/谵妄/不详	入院记录—神经专科检查	
353	检查	一般检查	记忆力	个体的记忆力情况描述	字符	正常/减退/障碍/不详	入院记录—神经专科检查	
354	检查	一般检查	计算力	个体的计算力情况描述	字符	正常/减退/障碍/不详	入院记录—神经专科检查	

续表 2

序号	一级分类	二级分类	指标名称	定义	变量类型	值域	取值来源	指标来源
355	检查	一般检查	定向力	个体的定向力情况描述	字符	正常/减退/障碍/不详	入院记录—神经专科检查	
356	检查	一般检查	失语	个体是否出现失语的异常情况	字符	是/否/不详	入院记录—神经专科检查	
357	检查	一般检查	视空间技能	个体的视空间技能情况描述	字符	正常/减退/障碍/不详	入院记录—神经专科检查	
358	检查	一般检查	执行功能	个体的执行功能情况描述	字符	正常/减退/障碍/不详	入院记录—神经专科检查	
359	检查	脑神经检查	嗅觉	个体嗅觉的详细描述	字符	正常/减退/障碍/不详	入院记录—神经专科检查	《神经病学》(第9版,人民卫生出版社出版,2018年)
360	检查	脑神经检查	幻嗅	个体是否出现幻嗅的异常情况	字符	是/否/不详	入院记录—神经专科检查	
361	检查	脑神经检查	视力	个体视力的详细描述	字符	正常/下降/不详	入院记录—神经专科检查	
362	检查	脑神经检查	视野	个体视野的详细描述	字符	正常/缺损/盲点/不详	入院记录—神经专科检查	
363	检查	脑神经检查	眼底	个体眼底的详细描述	字符	正常/充血/出血/苍白/水肿/萎缩/不详	入院记录—神经专科检查	
364	检查	脑神经检查	眼痛	个体是否出现眼痛的异常情况	字符	是/否/不详	入院记录—神经专科检查	

续表 2

序号	一级分类	二级分类	指标名称	定义	变量类型	值域	取值来源	指标来源
365	检查	脑神经检查	眼球转动痛	个体是否出现眼球转动痛的异常情况	字符	是/否/不详	入院记录—神经专科检查	《神经病学》（第 9 版，人民卫生出版社出版，2018 年）
366	检查	脑神经检查	眼球上/下/左/右/内/外运动	个体眼球运动的详细描述	字符	正常/异常/不详	入院记录—神经专科检查	
367	检查	脑神经检查	偏斜	个体是否出现偏斜的异常情况	字符	是/否/不详	入院记录—神经专科检查	
368	检查	脑神经检查	斜视	个体是否出现斜视的异常情况	字符	是/否/不详	入院记录—神经专科检查	
369	检查	脑神经检查	复视	个体有无两眼看一物体时出现两个物像的异常现象	字符	是/否/不详	入院记录—神经专科检查	
370	检查	脑神经检查	光反射	个体光反射的详细描述	字符	正常/减弱/消失/不详	入院记录—神经专科检查	
371	检查	脑神经检查	调节反射	个体调节反射的详细描述	字符	正常/减弱/消失/不详	入院记录—神经专科检查	
372	检查	脑神经检查	辐辏反射	个体辐辏反射的详细描述	字符	正常/减弱/消失/不详	入院记录—神经专科检查	
373	检查	脑神经检查	上睑下垂	个体是否出现上睑下垂的异常情况	字符	是/否/不详	入院记录—神经专科检查	
374	检查	脑神经检查	瞳孔等大等圆	个体是否瞳孔等大等圆	字符	是/否/不详	入院记录—神经专科检查	

续表2

序号	一级分类	二级分类	指标名称	定义	变量类型	值域	取值来源	指标来源
375	检查	脑神经检查	眼震	个体眼震的详细描述	字符	水平/垂直/不详	入院记录—神经专科检查	《神经病学》（第9版，人民卫生出版社出版，2018年）
376	检查	脑神经检查	颜面感觉	个体颜面感觉的详细描述	字符	正常/异常/不详	入院记录—神经专科检查	
377	检查	脑神经检查	咀嚼运动	个体咀嚼运动的详细描述	字符	正常/异常/不详	入院记录—神经专科检查	
378	检查	脑神经检查	角膜反射	个体角膜反射的详细描述	字符	正常/减弱/消失/不详	入院记录—神经专科检查	
379	检查	脑神经检查	下颌反射	个体下颌反射的详细描述	字符	阴性/阳性/可疑/不详	入院记录—神经专科检查	
380	检查	脑神经检查	面部表情肌运动	个体面部表情肌运动的详细描述	字符	正常/异常/不详	入院记录—神经专科检查	
381	检查	脑神经检查	舌前2/3味觉	个体舌前2/3味觉的详细描述	字符	正常/减弱/消失/不详	入院记录—神经专科检查	
382	检查	脑神经检查	掌颏反射	个体掌颏反射的详细描述	字符	正常/减弱/消失/不详	入院记录—神经专科检查	
383	检查	脑神经检查	面瘫	个体是否出现面瘫的异常情况	字符	是/否/不详	入院记录—神经专科检查	
384	检查	脑神经检查	Rinne试验	个体的Rinne试验情况描述	字符	阳性/阴性/不详	入院记录—神经专科检查	

续表 2

序号	一级分类	二级分类	指标名称	定义	变量类型	值域	取值来源	指标来源
385	检查	脑神经检查	Weber 试验	个体的 Weber 试验情况描述	字符	阳性/阴性/不详	入院记录—神经专科检查	《神经病学》（第 9 版，人民卫生出版社出版，2018 年）
386	检查	脑神经检查	声音嘶哑	个体是否出现声音嘶哑的异常情况	字符	是/否/不详	入院记录—神经专科检查	
387	检查	脑神经检查	悬雍垂	个体悬雍垂的情况描述	字符	居中/偏斜/不详	入院记录—神经专科检查	
388	检查	脑神经检查	饮水呛咳	个体是否出现饮水呛咳的异常情况	字符	是/否/不详	入院记录—神经专科检查	
389	检查	脑神经检查	咽后壁感觉	个体的咽后壁感觉情况描述	字符	正常/减退/消失/不详	入院记录—神经专科检查	
390	检查	脑神经检查	舌后 1/3 感觉	个体的舌后 1/3 感觉情况描述	字符	正常/减退/消失/不详	入院记录—神经专科检查	
391	检查	脑神经检查	咽反射	个体的咽反射情况描述	字符	正常/减退/消失/不详	入院记录—神经专科检查	
392	检查	脑神经检查	眼心反射	个体的眼心反射情况描述	字符	正常/减退/消失/不详	入院记录—神经专科检查	
393	检查	脑神经检查	转颈	个体的转颈情况描述	字符	正常/异常/不详	入院记录—神经专科检查	
394	检查	脑神经检查	耸肩	个体的耸肩情况描述	字符	正常/异常/不详	入院记录—神经专科检查	

续表 2

序号	一级分类	二级分类	指标名称	定义	变量类型	值域	取值来源	指标来源
395	检查	脑神经检查	伸舌左偏斜	个体是否出现伸舌左偏斜的异常情况	字符	是/否/不详	入院记录—神经专科检查	
396	检查	脑神经检查	伸舌右偏斜	个体是否出现伸舌右偏斜的异常情况	字符	是/否/不详	入院记录—神经专科检查	
397	检查	脑神经检查	舌肌萎缩	个体是否出现舌肌萎缩的异常情况	字符	是/否/不详	入院记录—神经专科检查	
398	检查	脑神经检查	肌束颤动	个体是否出现肌束颤动的异常情况	字符	是/否/不详	入院记录—神经专科检查	
399	检查	脑神经检查	Finger rub	个体是否行 Finger rub 检查	字符	是/否/不详	入院记录—神经专科检查	《神经病学》（第 9 版，人民卫生出版社出版，2018 年）
400	检查	脑神经检查	Whisper number	个体是否行 Whisper number 检查	字符	是/否/不详	入院记录—神经专科检查	
401	检查	运动系统检查	直线行走	个体是否能直线行走	字符	是/否/不详	入院记录—神经专科检查	
402	检查	运动系统检查	痉挛性偏瘫步态	个体是否出现痉挛性偏瘫步态的异常情况	字符	是/否/不详	入院记录—神经专科检查	
403	检查	运动系统检查	痉挛性截瘫步态	个体是否出现痉挛性截瘫步态的异常情况	字符	是/否/不详	入院记录—神经专科检查	
404	检查	运动系统检查	慌张步态	个体是否出现慌张步态的异常情况	字符	是/否/不详	入院记录—神经专科检查	

续表2

序号	一级分类	二级分类	指标名称	定义	变量类型	值域	取值来源	指标来源
405	检查	运动系统检查	摇摆步态	个体是否出现摇摆步态的异常情况	字符	是/否/不详	入院记录—神经专科检查	
406	检查	运动系统检查	跨阈步态	个体是否出现跨阈步态的异常情况	字符	是/否/不详	入院记录—神经专科检查	
407	检查	运动系统检查	肌萎缩	个体是否出现肌萎缩的异常情况	字符	是/否/不详	入院记录—神经专科检查	
408	检查	运动系统检查	肌肥大	个体是否出现肌肥大的异常情况	字符	是/否/不详	入院记录—神经专科检查	
409	检查	运动系统检查	肌张力	个体的肌张力情况描述	字符	增高/减弱/正常/不详	入院记录—神经专科检查	《神经病学》（第9版，人民卫生出版社出版，2018年）
410	检查	运动系统检查	肌力	个体的肌力情况描述	字符	正常/异常/不详	入院记录—神经专科检查	
411	检查	运动系统检查	肌力0级	个体出现肌力0级的部位	字符	左侧（未细分）/右侧（未细分）/左上肢（未细分）/左下肢（未细分）/右上肢（未细分）/右下肢（未细分）/左上肢近端/左上肢远端/左下肢近端/左下肢远端/右上肢近端/右上肢远端/右下肢近端/右下肢远端/不详	入院记录—神经专科检查	
412	检查	运动系统检查	肌力1-级	个体出现肌力1-级的部位	字符		入院记录—神经专科检查	
413	检查	运动系统检查	肌力1级	个体出现肌力1级的部位	字符		入院记录—神经专科检查	
414	检查	运动系统检查	肌力1+级	个体出现肌力1+级的部位	字符		入院记录—神经专科检查	
415	检查	运动系统检查	肌力2-级	个体出现肌力2-级的部位	字符		入院记录—神经专科检查	

续表 2

序号	一级分类	二级分类	指标名称	定义	变量类型	值域	取值来源	指标来源
416	检查	运动系统检查	肌力 2 级	个体出现肌力 2 级的部位	字符	左侧（未细分）/右侧（未细分）/左上肢（未细分）/左下肢（未细分）/右上肢（未细分）/右下肢（未细分）/左上肢近端/左上肢远端/左下肢近端/左下肢远端/右上肢近端/右上肢远端/右下肢近端/右下肢远端/不详	入院记录—神经专科检查	《神经病学》（第 9 版，人民卫生出版社出版，2018 年）
417	检查	运动系统检查	肌力 2 + 级	个体出现肌力 2 + 级的部位	字符		入院记录—神经专科检查	
418	检查	运动系统检查	肌力 3 - 级	个体出现肌力 3 - 级的部位	字符		入院记录—神经专科检查	
419	检查	运动系统检查	肌力 3 级	个体出现肌力 3 级的部位	字符		入院记录—神经专科检查	
420	检查	运动系统检查	肌力 3 + 级	个体出现肌力 3 + 级的部位	字符		入院记录—神经专科检查	
421	检查	运动系统检查	肌力 4 - 级	个体出现肌力 4 - 级的部位	字符		入院记录—神经专科检查	
422	检查	运动系统检查	肌力 4 级	个体出现肌力 4 级的部位	字符		入院记录—神经专科检查	
423	检查	运动系统检查	肌力 4 + 级	个体出现肌力 4 + 级的部位	字符		入院记录—神经专科检查	
424	检查	运动系统检查	肌力 5 - 级	个体出现肌力 5 - 级的部位	字符		入院记录—神经专科检查	
425	检查	运动系统检查	肌力 5 级	个体出现肌力 5 级的部位	字符		入院记录—神经专科检查	

续表 2

序号	一级分类	二级分类	指标名称	定义	变量类型	值域	取值来源	指标来源
426	检查	运动系统检查	轻瘫	个体是否出现轻瘫的异常情况	字符	是/否/不详	入院记录—神经专科检查	《神经病学》（第 9 版，人民卫生出版社出版，2018 年）
427	检查	运动系统检查	指鼻试验	个体指鼻试验的情况描述	字符	阴性/阳性/不详	入院记录—神经专科检查	
428	检查	运动系统检查	跟膝胫试验	个体跟膝胫试验的情况描述	字符	阴性/阳性/不详	入院记录—神经专科检查	
429	检查	运动系统检查	Romberg 征	个体龙贝格（Romberg）征的情况描述	字符	阴性/阳性/不详	入院记录—神经专科检查	
430	检查	运动系统检查	舞蹈样动作	个体是否出现舞蹈样动作的异常情况	字符	是/否/不详	入院记录—神经专科检查	
431	检查	运动系统检查	手足徐动	个体是否出现手足徐动的异常情况	字符	是/否/不详	入院记录—神经专科检查	
432	检查	运动系统检查	肌痉挛	个体是否出现肌痉挛的异常情况	字符	是/否/不详	入院记录—神经专科检查	
433	检查	运动系统检查	震颤	个体是否出现一个或多个部位有规律性或不规律发抖的运动障碍	字符	是/否/不详	入院记录—现病史	
434	检查	运动系统检查	辅助	个体行走是否需要辅助	字符	是/否/不详	入院记录—神经专科检查	
435	检查	运动系统检查	拐杖	个体行走是否使用拐杖	字符	是/否/不详	入院记录—神经专科检查	

续表 2

序号	一级分类	二级分类	指标名称	定义	变量类型	值域	取值来源	指标来源
436	检查	运动系统检查	轮椅	个体行走是否使用轮椅	字符	是/否/不详	入院记录—神经专科检查	
437	检查	运动系统检查	卧床	个体是否卧床	字符	是/否/不详	入院记录—神经专科检查	
438	检查	运动系统检查	正常行走	个体行走是否正常	字符	是/否/不详	入院记录—神经专科检查	
439	检查	运动系统检查	行走受限	个体行走是否受限	字符	是/否/不详	入院记录—神经专科检查	
440	检查	运动系统检查	单侧辅助	个体行走是否需要单侧辅助	字符	是/否/不详	入院记录—神经专科检查	《神经病学》(第9版,人民卫生出版社出版,2018年)
441	检查	运动系统检查	双侧辅助	个体行走是否需要双侧辅助	字符	是/否/不详	入院记录—神经专科检查	
442	检查	运动系统检查	行走距离	个体行走距离情况的详细描述	字符	正常/异常/不详	入院记录—神经专科检查	
443	检查	感觉功能检查	痛觉	个体的痛觉情况描述	字符	正常/过敏/减退/消失/不详	入院记录—神经专科检查	
444	检查	感觉功能检查	触觉	个体的触觉情况描述	字符	正常/过敏/减退/消失/不详	入院记录—神经专科检查	
445	检查	感觉功能检查	温度觉	个体的温度觉情况描述	字符	正常/过敏/减退/消失/不详	入院记录—神经专科检查	

续表 2

序号	一级分类	二级分类	指标名称	定义	变量类型	值域	取值来源	指标来源
446	检查	感觉功能检查	运动觉	个体的运动觉情况描述	字符	正常/过敏/减退/消失/不详	入院记录—神经专科检查	《神经病学》（第9版，人民卫生出版社出版，2018年）
447	检查	感觉功能检查	位置觉	个体的位置觉情况描述	字符	正常/过敏/减退/消失/不详	入院记录—神经专科检查	
448	检查	感觉功能检查	震动觉	个体的震动觉情况描述	字符	正常/过敏/减退/消失/不详	入院记录—神经专科检查	
449	检查	感觉功能检查	定位觉	个体的定位觉情况描述	字符	正常/过敏/减退/消失/不详	入院记录—神经专科检查	
450	检查	感觉功能检查	两点辨别觉	个体的两点辨别觉情况描述	字符	正常/过敏/减退/消失/不详	入院记录—神经专科检查	
451	检查	感觉功能检查	图形觉	个体的图形觉情况描述	字符	正常/过敏/减退/消失/不详	入院记录—神经专科检查	
452	检查	感觉功能检查	实体觉	个体的实体觉情况描述	字符	正常/过敏/减退/消失/不详	入院记录—神经专科检查	
453	检查	神经反射检查	肱二头肌反射	个体的肱二头肌反射情况描述	字符	亢进/活跃/正常/减弱/消失/可疑/不详	入院记录—神经专科检查	
454	检查	神经反射检查	肱三头肌反射	个体的肱三头肌反射情况描述	字符	亢进/活跃/正常/减弱/消失/可疑/不详	入院记录—神经专科检查	
455	检查	神经反射检查	桡骨膜反射	个体的桡骨膜反射情况描述	字符	亢进/活跃/正常/减弱/消失/可疑/不详	入院记录—神经专科检查	

续表 2

序号	一级分类	二级分类	指标名称	定义	变量类型	值域	取值来源	指标来源
456	检查	神经反射检查	膝反射	个体的膝反射情况描述	字符	亢进/活跃/正常/减弱/消失/可疑/不详	入院记录—神经专科检查	《神经病学》（第 9 版，人民卫生出版社出版，2018 年）
457	检查	神经反射检查	踝反射	个体的踝反射情况描述	字符	亢进/活跃/正常/减弱/消失/可疑/不详	入院记录—神经专科检查	
458	检查	神经反射检查	腹壁反射	个体的腹壁反射情况描述	字符	亢进/活跃/正常/减弱/消失/可疑/不详	入院记录—神经专科检查	
459	检查	神经反射检查	跖反射	个体的跖反射情况描述	字符	亢进/活跃/正常/减弱/消失/可疑/不详	入院记录—神经专科检查	
460	检查	神经反射检查	提睾反射	个体的提睾反射情况描述	字符	亢进/活跃/正常/减弱/消失/可疑/不详	入院记录—神经专科检查	
461	检查	神经反射检查	肛门反射	个体的肛门反射情况描述	字符	亢进/活跃/正常/减弱/消失/可疑/不详	入院记录—神经专科检查	
462	检查	神经反射检查	Babinski 征	个体的巴宾斯基（Babinski）征情况描述	字符	阴性/阳性/可疑/不详	入院记录—神经专科检查	
463	检查	神经反射检查	Hoffmann 征	个体的霍夫曼（Hoffmann）征情况描述	字符	阴性/阳性/不详	入院记录—神经专科检查	
464	检查	神经反射检查	Rossolimo 征	个体的罗索利莫（Rossolimo）征情况描述	字符	阴性/阳性/不详	入院记录—神经专科检查	
465	检查	神经反射检查	Gordon 征	个体的戈登（Gordon）征情况描述	字符	阴性/阳性/不详	入院记录—神经专科检查	

续表2

序号	一级分类	二级分类	指标名称	定义	变量类型	值域	取值来源	指标来源
466	检查	神经反射检查	Oppenheim征	个体的奥本海姆（Openheim）征情况描述	字符	阴性/阳性/不详	入院记录—神经专科检查	《神经病学》（第9版，人民卫生出版社出版，2018年）
467	检查	神经反射检查	Chaddock征	个体的查多克（Chaddock）征情况描述	字符	阴性/阳性/不详	入院记录—神经专科检查	
468	检查	神经反射检查	阵挛	个体是否出现阵挛的异常情况	字符	是/否/不详	入院记录—神经专科检查	
469	检查	神经反射检查	颈强直	个体是否出现颈强直的异常情况	字符	是/否/不详	入院记录—神经专科检查	
470	检查	神经反射检查	Kernig征	个体的克尼格（Kernig）征情况描述	字符	阴性/阳性/不详	入院记录—神经专科检查	
471	检查	神经反射检查	Brudzinski征	个体的布鲁津斯基（Brudzinski）征情况描述	字符	阴性/阳性/不详	入院记录—神经专科检查	
472	检查	直肠膀胱功能检查	尿迟疑	个体是否出现尿迟疑的异常情况	字符	是/否/不详	入院记录—神经专科检查	
473	检查	直肠膀胱功能检查	尿潴留	个体是否出现膀胱内充满尿液而不能正常排出的情况	字符	是/否/不详	入院记录—神经专科检查	
474	检查	直肠膀胱功能检查	尿失禁	个体是否出现排尿自控能力下降或丧失，尿液不自主流出的情况	字符	是/否/不详	入院记录—神经专科检查	

续表2

序号	一级分类	二级分类	指标名称	定义	变量类型	值域	取值来源	指标来源
475	检查	直肠膀胱功能检查	大便失禁	个体是否出现大便失禁的异常情况	字符	是/否/不详	入院记录—神经专科检查	《神经病学》（第9版，人民卫生出版社出版，2018年）
476	检查	直肠膀胱功能检查	灌肠	个体直肠膀胱功能检查是否行灌肠	字符	是/否/不详	入院记录—神经专科检查	
477	检查	直肠膀胱功能检查	导便	个体直肠膀胱功能检查是否行导便	字符	是/否/不详	入院记录—神经专科检查	
478	检查	直肠膀胱功能检查	直肠造瘘	个体直肠膀胱功能检查是否行直肠造瘘	字符	是/否/不详	入院记录—神经专科检查	
479	检查	直肠膀胱功能检查	导尿	个体直肠膀胱功能检查是否行导尿	字符	是/否/不详	入院记录—神经专科检查	
480	检查	头颅MR	皮层	个体头颅MR提示检查异常部位是否为皮层	字符	是/否/不详	检查信息—描述、诊断	
481	检查	头颅MR	皮层下	个体头颅MR提示检查异常部位是否为皮层下	字符	是/否/不详	检查信息—描述、诊断	
482	检查	头颅MR	侧脑室	个体头颅MR提示检查异常部位是否为侧脑室	字符	是/否/不详	检查信息—描述、诊断	
483	检查	头颅MR	幕下	个体头颅MR提示检查异常部位是否为幕下	字符	是/否/不详	检查信息—描述、诊断	
484	检查	头颅MR	视神经	个体头颅MR提示检查异常部位是否为视神经	字符	是/否/不详	检查信息—描述、诊断	

续表 2

序号	一级分类	二级分类	指标名称	定义	变量类型	值域	取值来源	指标来源
485	检查	头颅 MR	脑干	个体头颅 MR 提示检查异常部位是否为脑干	字符	是/否/不详	检查信息—描述、诊断	《神经病学》（第 9 版，人民卫生出版社出版，2018 年）
486	检查	头颅 MR	小脑	个体头颅 MR 提示检查异常部位是否为小脑	字符	是/否/不详	检查信息—描述、诊断	
487	检查	头颅 MR	胼胝体	个体头颅 MR 提示检查异常部位是否为胼胝体	字符	是/否/不详	检查信息—描述、诊断	
488	检查	头颅 MR	半卵圆中心	个体头颅 MR 提示检查异常部位是否为半卵圆中心	字符	是/否/不详	检查信息—描述、诊断	
489	检查	头颅 MR	颞叶	个体头颅 MR 提示检查异常部位是否为颞叶	字符	是/否/不详	检查信息—描述、诊断	
490	检查	头颅 MR	枕叶	个体头颅 MR 提示检查异常部位是否为枕叶	字符	是/否/不详	检查信息—描述、诊断	
491	检查	头颅 MR	额叶	个体头颅 MR 提示检查异常部位是否为额叶	字符	是/否/不详	检查信息—描述、诊断	
492	检查	头颅 MR	顶叶	个体头颅 MR 提示检查异常部位是否为顶叶	字符	是/否/不详	检查信息—描述、诊断	
493	检查	头颅 MR	放射冠	个体头颅 MR 提示检查异常部位是否为放射冠	字符	是/否/不详	检查信息—描述、诊断	
494	检查	头颅 MR	侧脑室旁	个体头颅 MR 提示检查异常部位是否为侧脑室旁	字符	是/否/不详	检查信息—描述、诊断	

续表2

序号	一级分类	二级分类	指标名称	定义	变量类型	值域	取值来源	指标来源
495	检查	头颅MR	基底节区	个体头颅MR提示检查异常部位是否为基底节区	字符	是/否/不详	检查信息—描述、诊断	《神经病学》(第9版,人民卫生出版社出版,2018年)
496	检查	头颅MR	丘脑	个体头颅MR提示检查异常部位是否为丘脑	字符	是/否/不详	检查信息—描述、诊断	
497	检查	头颅MR	视交叉	个体头颅MR提示检查异常部位是否为视交叉	字符	是/否/不详	检查信息—描述、诊断	
498	检查	头颅MR	视束	个体头颅MR提示检查异常部位是否为视束	字符	是/否/不详	检查信息—描述、诊断	
499	检查	头颅MR	内囊	个体头颅MR提示检查异常部位是否为内囊	字符	是/否/不详	检查信息—描述、诊断	
500	检查	头颅MR	脑桥	个体头颅MR提示检查异常部位是否为脑桥	字符	是/否/不详	检查信息—描述、诊断	
501	检查	头颅MR	延髓	个体头颅MR提示检查异常部位是否为延髓	字符	是/否/不详	检查信息—描述、诊断	
502	检查	头颅MR	海马	个体头颅MR提示检查异常部位是否为海马	字符	是/否/不详	检查信息—描述、诊断	
503	检查	头颅MR	杏仁核	个体头颅MR提示检查异常部位是否为杏仁核	字符	是/否/不详	检查信息—描述、诊断	

续表2

序号	一级分类	二级分类	指标名称	定义	变量类型	值域	取值来源	指标来源
504	检查	头颅MR	第四脑室	个体头颅MR提示检查异常部位是否为第四脑室	字符	是/否/不详	检查信息—描述、诊断	《神经病学》（第9版，人民卫生出版社出版，2018年）
505	检查	头颅MR	鞍区	个体头颅MR提示检查异常部位是否为鞍区	字符	是/否/不详	检查信息—描述、诊断	
506	检查	头颅MR	环池	个体头颅MR提示检查异常部位是否为环池	字符	是/否/不详	检查信息—描述、诊断	
507	检查	头颅MR	下丘脑	个体头颅MR提示检查异常部位是否为下丘脑	字符	是/否/不详	检查信息—描述、诊断	
508	检查	头颅MR	第三脑室	个体头颅MR提示检查异常部位是否为第三脑室	字符	是/否/不详	检查信息—描述、诊断	
509	检查	头颅MR	中脑	个体头颅MR提示检查异常部位是否为中脑	字符	是/否/不详	检查信息—描述、诊断	
510	检查	头颅MR	间脑	个体头颅MR提示检查异常部位是否为间脑	字符	是/否/不详	检查信息—描述、诊断	
511	检查	头颅MR	延髓背侧	个体头颅MR提示检查异常部位是否为延髓背侧	字符	是/否/不详	检查信息—描述、诊断	
512	检查	头颅MR	黑洞征	个体头颅MR是否提示有黑洞征的异常情况	字符	是/否/不详	检查信息—描述、诊断	

续表2

序号	一级分类	二级分类	指标名称	定义	变量类型	值域	取值来源	指标来源
513	检查	头颅MR	Dawson手指征	个体头颅MR是否提示有道森（Dawson）手指征的异常情况	字符	是/否/不详	检查信息—描述、诊断	《神经病学》（第9版，人民卫生出版社出版，2018年）
514	检查	头颅MR	环形强化病灶	个体头颅MR是否提示有环形强化病灶的异常情况	字符	是/否/不详	检查信息—描述、诊断	
515	检查	头颅MR	瘤样	个体头颅MR是否提示有瘤样的异常情况	字符	是/否/不详	检查信息—描述、诊断	
516	检查	头颅MR	中央静脉征	个体头颅MR是否提示有中央静脉征的异常情况	字符	是/否/不详	检查信息—描述、诊断	
517	检查	头颅MR	煎蛋征	个体头颅MR是否提示有煎蛋征的异常情况	字符	是/否/不详	检查信息—描述、诊断	
518	检查	头颅MR	开环征	个体头颅MR是否提示有开环征的异常情况	字符	是/否/不详	检查信息—描述、诊断	
519	检查	头颅MR	强化	个体头颅MR是否提示有强化的异常情况	字符	是/否/不详	检查信息—描述、诊断	
520	检查	头颅MR	出血	个体头颅MR是否提示有出血的异常情况	字符	是/否/不详	检查信息—描述、诊断	
521	检查	头颅MR	坏死	个体头颅MR是否提示有坏死的异常情况	字符	是/否/不详	检查信息—描述、诊断	

续表 2

序号	一级分类	二级分类	指标名称	定义	变量类型	值域	取值来源	指标来源
522	检查	头颅 MR	融合	个体头颅 MR 是否提示有融合的异常情况	字符	是/否/不详	检查信息—描述、诊断	《神经病学》（第 9 版，人民卫生出版社出版，2018 年）
523	检查	颈髓 MR	病灶节段（颈）	个体颈髓 MR 提示病灶节段（颈）的详细描述	数值	/	检查信息—描述、诊断	
524	检查	头颈胸腰髓 MR	脊髓中央管	个体 MR 提示检查异常部位是否为脊髓中央管	字符	是/否/不详	检查信息—描述、诊断	
525	检查	头颈胸腰髓 MR	脊髓萎缩	个体是否出现脊髓萎缩的异常情况	字符	是/否/不详	检查信息—描述、诊断	
526	检查	胸髓 MR	病灶节段（胸）	个体胸髓 MR 提示病灶节段（胸）的详细描述	数值	/	检查信息—描述、诊断	
527	检查	腰髓 MR	病灶节段（腰）	个体腰髓 MR 提示病灶节段（腰）的详细描述	数值	/	检查信息—描述、诊断	
528	检查	肌电图	P100	受检者视神经诱发电位 P100 的详细描述	数值	/	病程记录	
529	检查	肌电图	潜伏期	受检者视神经诱发电位潜伏期的详细描述	字符	/	病程记录	
530	检查	肌电图	平均值	受检者视神经诱发电位平均值的详细描述	数值	/	病程记录	
531	检查	肌电图	听觉诱发电位	受检者听觉诱发电位的详细描述	字符	正常/异常/不详	检查信息—描述、诊断	

续表2

序号	一级分类	二级分类	指标名称	定义	变量类型	值域	取值来源	指标来源
532	检查	肌电图	体感诱发电位	受检者体感诱发电位的详细描述	字符	正常/异常/不详	检查信息—描述、诊断	《神经病学》(第9版,人民卫生出版社出版,2018年)
533	检查	光学相干断层扫描(OCT)	视神经纤维层(RNFL)	个体的视神经纤维层(RNFL)情况描述	数值	/	入院记录—神经专科检查	
534	检查	光学相干断层扫描(OCT)	黄斑节细胞层(GCIPL)	个体的黄斑节细胞层(GCIPL)情况描述	数值	/	入院记录—神经专科检查	
535	检查	光学相干断层扫描(OCT)	中心凹无血流区(FAZ)	个体的中心凹无血流区(FAZ)情况描述	数值	/	入院记录—神经专科检查	
536	检查	光学相干断层扫描(OCT)	灌注密度(PD)	个体的灌注密度(PD)情况描述	数值	/	入院记录—神经专科检查	
537	检查	光学相干断层扫描(OCT)	血流密度(VD)	个体的血流密度(VD)情况描述	数值	/	入院记录—神经专科检查	
538	评估量表	评价量表	多发性硬化功能复合(MSFC)	个体的多发性硬化功能复合(MSFC)评分的分值	数值	/	病程记录	
539	评估量表	评价量表	符号数字模态测试(SDMT)	个体的符号数字模态测试(SDMT)评分的分值	数值	/	病程记录	

续表 2

序号	一级分类	二级分类	指标名称	定义	变量类型	值域	取值来源	指标来源
540	评估量表	评价量表	EQ-5D 评分	个体的 EQ-5D 评分的分值	数值	/	病程记录	《神经病学》（第9版，人民卫生出版社出版，2018年）
541	评估量表	评价量表	扩展残疾状况量表（EDSS）	个人的 EDSS 评分的分值	数值	/	病程记录	
542	评估量表	评价量表	改良 Rankin 量表	个体的改良 Rankin 评分表的分值	数值	/	病程记录	
543	治疗	药物使用	糖皮质激素	个体是否行糖皮质激素的治疗	字符	是/否/不详	住院医嘱—医嘱用药 门诊医嘱—医嘱用药	《多发性硬化诊断和治疗中国专家共识（2018版）》
544	治疗	药物使用	免疫球蛋白	个体是否行免疫球蛋白的治疗	字符	是/否	住院医嘱—医嘱用药 门诊医嘱—医嘱用药	
545	治疗	药物使用	注射用糖皮质激素	个体是否行注射用糖皮质激素的治疗	字符	是/否	住院医嘱—医嘱用药 门诊医嘱—医嘱用药	
546	治疗	药物使用	口服用糖皮质激素	个体是否行口服用糖皮质激素的治疗	字符	是/否	住院医嘱—医嘱用药 门诊医嘱—医嘱用药	
547	治疗	药物使用	甲泼尼龙	个体是否行甲泼尼龙的治疗	字符	是/否	住院医嘱—医嘱用药 门诊医嘱—医嘱用药	
548	治疗	药物使用	地塞米松	个体是否行地塞米松的治疗	字符	是/否	住院医嘱—医嘱用药 门诊医嘱—医嘱用药	
549	治疗	药物使用	干扰素	个体是否行干扰素的治疗	字符	是/否	住院医嘱—医嘱用药 门诊医嘱—医嘱用药	

续表 2

序号	一级分类	二级分类	指标名称	定义	变量类型	值域	取值来源	指标来源
550	治疗	药物使用	醋酸格拉默	个体是否行醋酸格拉默的治疗	字符	是/否	住院医嘱—医嘱用药 门诊医嘱—医嘱用药	《多发性硬化诊断和治疗中国专家共识（2018版）》
551	治疗	药物使用	阿伦单抗	个体是否行阿伦单抗的治疗	字符	是/否	住院医嘱—医嘱用药 门诊医嘱—医嘱用药	
552	治疗	药物使用	奥瑞珠单抗	个体是否行奥瑞珠单抗的治疗	字符	是/否	住院医嘱—医嘱用药 门诊医嘱—医嘱用药	
553	治疗	药物使用	那他珠单抗	个体是否行那他珠单抗的治疗	字符	是/否	住院医嘱—医嘱用药 门诊医嘱—医嘱用药	
554	治疗	药物使用	利妥昔单抗	个体是否行利妥昔单抗的治疗	字符	是/否	住院医嘱—医嘱用药 门诊医嘱—医嘱用药	
555	治疗	药物使用	克拉屈滨	个体是否行克拉屈滨的治疗	字符	是/否	住院医嘱—医嘱用药 门诊医嘱—医嘱用药	
556	治疗	药物使用	米托蒽醌	个体是否行米托蒽醌的治疗	字符	是/否	住院医嘱—医嘱用药 门诊医嘱—医嘱用药	
557	治疗	药物使用	芬戈莫德	个体是否行芬戈莫德的治疗	字符	是/否	住院医嘱—医嘱用药 门诊医嘱—医嘱用药	
558	治疗	药物使用	特立氟胺	个体是否行特立氟胺的治疗	字符	是/否	住院医嘱—医嘱用药 门诊医嘱—医嘱用药	
559	治疗	药物使用	硫唑嘌呤	个体是否行硫唑嘌呤的治疗	字符	是/否	住院医嘱—医嘱用药 门诊医嘱—医嘱用药	

续表2

序号	一级分类	二级分类	指标名称	定义	变量类型	值域	取值来源	指标来源
560	治疗	药物使用	环孢素	个体是否行环孢素的治疗	字符	是/否	住院医嘱—医嘱用药 门诊医嘱—医嘱用药	
561	治疗	药物使用	甲氨蝶呤	个体是否行甲氨蝶呤的治疗	字符	是/否	住院医嘱—医嘱用药 门诊医嘱—医嘱用药	
562	治疗	药物使用	环磷酰胺	个体是否行环磷酰胺的治疗	字符	是/否	住院医嘱—医嘱用药 门诊医嘱—医嘱用药	
563	治疗	药物使用	西尼莫德	个体是否行西尼莫德的治疗	字符	是/否	住院医嘱—医嘱用药 门诊医嘱—医嘱用药	《多发性硬化诊断和治疗中国专家共识（2018版）》
564	治疗	药物使用	富马酸二甲酯	个体是否行富马酸二甲酯的治疗	字符	是/否	住院医嘱—医嘱用药 门诊医嘱—医嘱用药	
565	治疗	药物使用	霉酚酸酯	个体是否行霉酚酸酯的治疗	字符	是/否	住院医嘱—医嘱用药 门诊医嘱—医嘱用药	
566	治疗	药物使用	他克莫司	个体是否行他克莫司的治疗	字符	是/否	住院医嘱—医嘱用药 门诊医嘱—医嘱用药	
567	治疗	药物使用	卡马西平	个体是否行卡马西平的治疗	字符	是/否	住院医嘱—医嘱用药 门诊医嘱—医嘱用药	
568	治疗	药物使用	美金刚	个体是否行美金刚的治疗	字符	是/否	住院医嘱—医嘱用药 门诊医嘱—医嘱用药	

续表2

序号	一级分类	二级分类	指标名称	定义	变量类型	值域	取值来源	指标来源
569	治疗	药物使用	普瑞巴林	个体是否行普瑞巴林的治疗	字符	是/否	住院医嘱—医嘱用药 门诊医嘱—医嘱用药	《多发性硬化诊断和治疗中国专家共识（2018版）》
570	治疗	药物使用	苯妥英钠	个体是否行苯妥英钠的治疗	字符	是/否	住院医嘱—医嘱用药 门诊医嘱—医嘱用药	
571	治疗	药物使用	巴氯芬	个体是否行巴氯芬的治疗	字符	是/否	住院医嘱—医嘱用药 门诊医嘱—医嘱用药	
572	治疗	药物使用	加巴喷丁	个体是否行加巴喷丁的治疗	字符	是/否	住院医嘱—医嘱用药 门诊医嘱—医嘱用药	
573	治疗	药物使用	艾司西酞普兰	个体是否行艾司西酞普兰的治疗	字符	是/否	住院医嘱—医嘱用药 门诊医嘱—医嘱用药	
574	治疗	药物使用	阿米替林	个体是否行阿米替林的治疗	字符	是/否	住院医嘱—医嘱用药 门诊医嘱—医嘱用药	
575	治疗	手术操作	血浆置换	个体是否行血浆置换的治疗	字符	是/否/不详	住院医嘱—医嘱用药 门诊医嘱—医嘱用药	
576	治疗	手术操作	免疫吸附	个体是否行免疫吸附的治疗	字符	是/否	住院医嘱—医嘱用药 门诊医嘱—医嘱用药	
577	治疗	药物使用	出院带药	出院当日，个体接受出院带药医嘱所对应的药品名称	字符	/	医嘱项目	《诊断学》（第9版，人民卫生出版社出版，2018年）

续表2

序号	一级分类	二级分类	指标名称	定义	变量类型	值域	取值来源	指标来源
578	事件	事件信息	患者本院首次确诊放射孤立综合征（RIS）时间	个体在本院首次确诊放射孤立综合征（RIS）的时间	日期	/	病案首页—主要诊断及出院其他诊断和入院时间；门诊诊断记录—诊断名称和就诊时间	《多发性硬化诊断和治疗中国专家共识（2018版）》
579	事件	事件信息	患者本院首次就诊时间	个体在本院首次就诊的时间	日期	/	病案首页—入院日期及门诊记录—就诊时间	
580	事件	事件信息	患者本院首次确诊多发性硬化（MS）时间	个体在本院首次确诊多发性硬化（MS）的时间	日期	/	病案首页—主要诊断及出院其他诊断和入院时间；门诊诊断记录—诊断名称和就诊时间	
581	事件	事件信息	确诊依据（McDonald 2010/2017）	个体的多发性硬化的确诊依据	字符	McDonald 2010/2017	病程记录	
582	事件	事件信息	本院首诊RIS时MR检查出现病灶时间	个体首诊为RIS时进行MR检查出现病灶的检查日期	日期	/	入院记录—现病史	
583	事件	事件信息	患者诊断变更时间	个体疾病进展：RIS > CIS > RRMS > SPMS 的诊断时间	日期	/	入院记录—现病史	《神经病学》（第9版，人民卫生出版社出版，2018年）
584	事件	并发症和不良反应	白细胞降低	个体是否出现白细胞降低的不良反应	字符	是/否	检验信息—测试项目，综合血常规检查白细胞测定结果判断	

续表2

序号	一级分类	二级分类	指标名称	定义	变量类型	值域	取值来源	指标来源
585	事件	并发症和不良反应	肝功能异常	个体是否出现肝功能异常的不良反应	字符	是/否	检验信息—测试项目，综合肝功能检查ALT和AST测定结果判断	《神经病学》（第9版，人民卫生出版社出版，2018年）
586	事件	并发症和不良反应	肾功能异常	个体是否出现肾功能异常的不良反应	字符	是/否	检验信息—测试项目，综合肾功能检查血肌酐测定结果判断	
587	事件	并发症和不良反应	凝血功能异常	个体是否出现凝血功能异常的不良反应	字符	是/否	检验信息—测试项目，综合血常规/凝血功能检查血小板，凝血酶原时间（PT），凝血酶原时间比值(PT%)，部分活化凝血酶时间（APTT）测定结果判断	
588	事件	并发症和不良反应	脱发	个体是否出现脱发的异常情况	字符	是/否	病程记录	
589	事件	并发症和不良反应	皮疹	个体是否出现皮疹的异常情况	字符	是/否	病程记录	
590	事件	并发症和不良反应	呕吐	个体是否出现胃内食物被压迫，经食管、口腔而排出体外的情况	字符	是/否	入院记录—现病史	
591	事件	并发症和不良反应	发热	个体是否出现发热的异常情况	字符	是/否	病程记录	

续表2

序号	一级分类	二级分类	指标名称	定义	变量类型	值域	取值来源	指标来源
592	事件	并发症和不良反应	消化道出血	个体是否出现消化道出血的异常情况	字符	是/否	病程记录	《神经病学》（第9版，人民卫生出版社出版，2018年）
593	事件	并发症和不良反应	肺部感染	个体是否出现肺部感染的异常情况	字符	是/否	病程记录	
594	事件	并发症和不良反应	心力衰竭	个体是否出现心力衰竭的异常情况	字符	是/否	病程记录	
595	事件	并发症和不良反应	心律失常	个体是否出现心律失常的异常情况	字符	是/否	病程记录	
596	事件	并发症和不良反应	股骨头坏死	个体是否出现股骨头坏死的异常情况	字符	是/否	病程记录	
597	事件	并发症和不良反应	隐球菌脑炎	个体是否出现隐球菌脑炎的异常情况	字符	是/否	病程记录	
598	事件	并发症和不良反应	腹泻	个体是否出现腹泻的异常情况	字符	是/否	病程记录	
599	事件	并发症和不良反应	肝酶升高	个体是否出现肝酶升高的异常情况	字符	是/否	病程记录	
600	出院情况	出院信息	症状转归	个体的症状转归情况描述	字符	好转/改善/减轻/不详	出院记录	《诊断学》（第9版，人民卫生出版社出版，2018年）
601	出院情况	出院信息	阳性体征	个体的阳性体征情况描述	字符	阳性/增强/减弱/亢进/减退/好转/不详	出院记录	

续表2

序号	一级分类	二级分类	指标名称	定义	变量类型	值域	取值来源	指标来源
602	出院情况	出院信息	入院结果对比变化	个体的入院结果对比变化情况描述	字符	痊愈/未愈/好转/加重/死亡/转院/自动出院	出院记录	《诊断学》（第9版，人民卫生出版社出版，2018年）

三、隐球菌性脑膜炎指标集（337个指标）

隐球菌性脑膜炎指标集见表3。

表3 隐球菌脑膜炎指标集

序号	一级分类	二级分类	指标名称	定义	变量类型	值域	取值来源	指标来源
1	人口学及社会经济学特征	基本信息	姓名	个体的姓名	字符	/	病案首页—姓名	《电子病历基本数据集第1部分：病历概要》（WS 445.1—2014）
2	人口学及社会经济学特征	基本信息	性别	个体的性别	字符	男/女	病案首页—性别	
3	人口学及社会经济学特征	基本信息	身份证号码	个体的身份证号码	字符	/	病案首页—身份证号码	
4	人口学及社会经济学特征	基本信息	民族	个体的民族	字符	《中国各民族名称的罗马字母拼写法和代码》（GB/T 3304—1991）	病案首页—民族	
5	人口学及社会经济学特征	基本信息	年龄	个体的年龄	数值	/	病案首页—年龄	
6	人口学及社会经济学特征	基本信息	地址	个体的现住址	字符	/	病案首页—现住址	

续表3

序号	一级分类	二级分类	指标名称	定义	变量类型	值域	取值来源	指标来源
7	人口学及社会经济学特征	基本信息	患者本人电话	个体的电话	字符	/	病案首页—患者本人电话	《电子病历基本数据集 第1部分：病历概要》（WS 445.1—2014）
8	人口学及社会经济学特征	基本信息	联系人姓名	个体的联系人姓名	字符	/	病案首页—联系人姓名	
9	人口学及社会经济学特征	基本信息	联系人电话	个体的联系人的电话	字符	/	病案首页—联系人电话	
10	人口学及社会经济学特征	基本信息	联系人与患者关系	个体与联系人的关系	字符	/	病案首页—联系人关系	
11	人口学及社会经济学特征	基本信息	住院号	个体的住院号	字符	/	病案首页—住院号	
12	人口学及社会经济学特征	基本信息	住院流水号	个体的住院流水号	字符	/	病案首页—住院流水号	
13	人口学及社会经济学特征	基本信息	住院天数	个体的住院天数	数值	/	病案首页—住院天数	

三、隐球菌性脑膜炎指标集（337个指标）

续表3

序号	一级分类	二级分类	指标名称	定义	变量类型	值域	取值来源	指标来源
14	人口学及社会经济学特征	基本信息	住院总费用	个体的住院费用	数值	/	病案首页—住院费用	《电子病历基本数据集第1部分：病历概要》（WS 445.1—2014）
15	人口学及社会经济学特征	基本信息	入院日期	患者的入院时间	日期	/	病案首页—入院日期	
16	家庭情况	家族史	高血压家族史	个体家庭成员有无高血压家族史	字符	有/无	入院记录—家族史	
17	家庭情况	家族史	糖尿病家族史	个体家庭成员有无糖尿病家族史	字符	有/无	入院记录—家族史	
18	家庭情况	家族史	肿瘤家族史	个体家庭成员有无肿瘤家族史	字符	有/无	入院记录—家族史	《诊断学》（第9版，人民卫生出版社出版，2018年）
19	个人史	吸烟史	吸烟史	个体吸烟及戒烟情况的详细描述	字符	从不吸烟/现吸烟/已戒烟/不详	入院记录—个人史	
20	个人史	禽鸟接触史	禽鸟接触史	个体有无接触过禽鸟	字符	有/无	入院记录—个人史	
21	临床表现	现病史	发病—就诊时间	个体本次发病到就诊的时间	数值	/	入院记录—现病史	《电子病历基本数据集第10部分：住院病案首页》（WS 445.10—2014）

续表3

序号	一级分类	二级分类	指标名称	定义	变量类型	值域	取值来源	指标来源
22	临床表现	现病史	头痛	个体有无出现头痛	字符	有/无	入院记录—现病史	《神经病学》（第9版，人民卫生出版社出版，2018年）
23	临床表现	现病史	头晕	个体有无出现头晕	字符	有/无	入院记录—现病史	
24	临床表现	现病史	恶心	个体有无出现恶心	字符	有/无	入院记录—现病史	
25	临床表现	现病史	呕吐	个体有无出现呕吐	字符	有/无	入院记录—现病史	
26	临床表现	现病史	发热	个体有无出现发热	字符	有/无	入院记录—现病史	
27	临床表现	现病史	视物模糊	个体有无出现视物不清楚	字符	有/无	入院记录—现病史	
28	临床表现	现病史	听力下降	个体有无出现听力下降	字符	有/无	入院记录—现病史	
29	临床表现	现病史	耳鸣	个体有无出现耳鸣	字符	有/无	入院记录—现病史	
30	临床表现	现病史	昏迷	个体有无出现昏迷	字符	有/无	入院记录—现病史	
31	临床表现	现病史	昏睡	个体有无出现昏睡	字符	有/无	入院记录—现病史	
32	临床表现	现病史	嗜睡	个体有无出现嗜睡	字符	有/无	入院记录—现病史	
33	临床表现	现病史	精神异常	个体有无出现精神异常	字符	有/无	入院记录—现病史	
34	临床表现	现病史	胡言乱语	个体有无出现胡言乱语	字符	有/无	入院记录—现病史	
35	临床表现	现病史	定向障碍	个体有无出现定向障碍	字符	有/无	入院记录—现病史	

续表3

序号	一级分类	二级分类	指标名称	定义	变量类型	值域	取值来源	指标来源
36	临床表现	现病史	幻视	个体有无出现看到客观世界不存在事物的异常现象	字符	有/无	入院记录—现病史	
37	临床表现	现病史	幻听	个体有无出现幻听的症状	字符	有/无	入院记录—现病史	
38	临床表现	现病史	幻嗅	个体是否出现幻嗅的异常情况	字符	是/否/不详	入院记录—现病史	
39	临床表现	现病史	言语不清	个体有无出现言语不清	字符	有/无	入院记录—现病史	
40	临床表现	现病史	大小便失禁	个体有无出现大小便失禁	字符	有/无	入院记录—现病史	《神经病学》（第9版，人民卫生出版社出版，2018年）
41	临床表现	现病史	肢体麻木	个体有无出现肢体麻木	字符	有/无	入院记录—现病史	
42	临床表现	现病史	肢体抽搐	个体有无出现肢体抽搐	字符	有/无	入院记录—现病史	
43	临床表现	现病史	乏力	个体有无出现乏力	字符	有/无	入院记录—现病史	
44	临床表现	现病史	行走不稳	个体有无出现行走不稳	字符	有/无	入院记录—现病史	
45	临床表现	现病史	肢体抖动	个体有无出现肢体抖动	字符	有/无	入院记录—现病史	
46	临床表现	体格检查	体重	个体的体重	数值	/	护理记录—体温单	
47	临床表现	体格检查	身高	个体的身高	数值	/	护理记录—体温单	

续表3

序号	一级分类	二级分类	指标名称	定义	变量类型	值域	取值来源	指标来源
48	临床表现	体格检查	心率	个体的心率	数值	/	护理记录—体温单	《神经病学》（第9版，人民卫生出版社出版，2018年）
49	临床表现	体格检查	收缩压	个体的收缩压	数值	/	护理记录—体温单	
50	临床表现	体格检查	舒张压	个体的舒张压	数值	/	护理记录—体温单	
51	临床表现	体格检查	体温	个体的体温	数值	/	护理记录—体温单	
52	临床表现	体格检查	意识水平	个体意识水平情况的描述	字符	正常/嗜睡/昏睡/昏迷/不详	入院记录—体格检查	
53	临床表现	神经专科检查	左侧瞳孔大小	个体的左侧瞳孔大小	数值	0～10	入院记录—神经专科检查	
54	临床表现	神经专科检查	右侧瞳孔大小	个体的右侧瞳孔大小	数值	0～10	入院记录—神经专科检查	
55	临床表现	神经专科检查	直接对光反射	个体的直接对光反射是否出现异常现象	字符	正常/异常/不详	入院记录—神经专科检查	
56	临床表现	神经专科检查	间接对光反射	个体的间接对光反射是否出现异常现象	字符	正常/异常/不详	入院记录—神经专科检查	
57	临床表现	神经专科检查	辐辏反射	个体的辐辏反射是否出现异常现象	字符	正常/异常/不详	入院记录—神经专科检查	
58	临床表现	神经专科检查	前庭反射	个体的前庭反射是否出现异常现象	字符	正常/异常/不详	入院记录—神经专科检查	

续表3

序号	一级分类	二级分类	指标名称	定义	变量类型	值域	取值来源	指标来源
59	临床表现	神经专科检查	左侧眼球活动受限	个体的左侧眼球于哪个方向活动受限	字符	上/下/左/右/左上/左下/右上/右下/无	入院记录—神经专科检查	
60	临床表现	神经专科检查	右侧眼球活动受限	个体的右侧眼球于哪个方向活动受限	字符	上/下/左/右/左上/左下/右上/右下/无	入院记录—神经专科检查	
61	临床表现	神经专科检查	水平眼震	个体有无出现水平眼震的异常现象	字符	有/无/不详	入院记录—神经专科检查	
62	临床表现	神经专科检查	垂直眼震	个体有无出现垂直眼震的异常现象	字符	有/无/不详	入院记录—神经专科检查	
63	临床表现	神经专科检查	其他类型的眼震	个体有无出现其他类型的眼震的异常现象	字符	有/无/不详	入院记录—神经专科检查	《神经病学》(第9版，人民卫生出版社出版，2018年)
64	临床表现	神经专科检查	肌力0级	个体出现肌力0级的部位	字符	左侧（未细分）/右侧（未细分）/左上肢（未细分）/右上肢（未细分）/左下肢（未细分）/右下肢（未细分）/左上肢近端/左上肢远端/左下肢近端/左下肢远端/右上肢近端/右上肢远端/右下肢近端/右下肢远端/不详	入院记录—神经专科检查	
65	临床表现	神经专科检查	肌力1-级	个体出现肌力1-级的部位	字符		入院记录—神经专科检查	
66	临床表现	神经专科检查	肌力1级	个体出现肌力1级的部位	字符		入院记录—神经专科检查	
67	临床表现	神经专科检查	肌力1+级	个体出现肌力1+级的部位	字符		入院记录—神经专科检查	
68	临床表现	神经专科检查	肌力2-级	个体出现肌力2-级的部位	字符		入院记录—神经专科检查	

续表3

序号	一级分类	二级分类	指标名称	定义	变量类型	值域	取值来源	指标来源
69	临床表现	神经专科检查	肌力2级	个体出现肌力2级的部位	字符	左侧（未细分）/右侧（未细分）/左上肢（未细分）/左下肢（未细分）/右上肢（未细分）/右下肢（未细分）/左上肢近端/左上肢远端/左下肢近端/左下肢远端/右上肢近端/右上肢远端/右下肢近端/右下肢远端/不详	入院记录—神经专科检查	《神经病学》（第9版，人民卫生出版社出版，2018年）
70	临床表现	神经专科检查	肌力2+级	个体出现肌力2+级的部位	字符		入院记录—神经专科检查	
71	临床表现	神经专科检查	肌力3-级	个体出现肌力3-级的部位	字符		入院记录—神经专科检查	
72	临床表现	神经专科检查	肌力3级	个体出现肌力3级的部位	字符		入院记录—神经专科检查	
73	临床表现	神经专科检查	肌力3+级	个体出现肌力3+级的部位	字符		入院记录—神经专科检查	
74	临床表现	神经专科检查	肌力4-级	个体出现肌力4-级的部位	字符		入院记录—神经专科检查	
75	临床表现	神经专科检查	肌力4级	个体出现肌力4级的部位	字符		入院记录—神经专科检查	
76	临床表现	神经专科检查	肌力4+级	个体出现肌力4+级的部位	字符		入院记录—神经专科检查	
77	临床表现	神经专科检查	肌力5-级	个体出现肌力5-级的部位	字符		入院记录—神经专科检查	
78	临床表现	神经专科检查	肌力5级	个体出现肌力5级的部位	字符		入院记录—神经专科检查	

续表3

序号	一级分类	二级分类	指标名称	定义	变量类型	值域	取值来源	指标来源
79	临床表现	神经专科检查	肌张力增高	个体的肌张力增高情况描述	字符	折刀样增高/铅管样增高/齿轮样增高/增高（未分类）/无/不详	入院记录—神经专科检查	《神经病学》（第9版，人民卫生出版社出版，2018年）
80	临床表现	神经专科检查	肌张力减低	个体有无出现肌张力减低的异常现象	字符	有/无	入院记录—神经专科检查	
81	临床表现	神经专科检查	Babinski征	个体的巴宾斯基（Babinski）征情况描述	字符	阴性/阳性/可疑/不详	入院记录—神经专科检查	
82	临床表现	神经专科检查	Pussep征	个体的普谢普（Pussep）征情况描述	字符	阴性/阳性/可疑/不详	入院记录—神经专科检查	
83	临床表现	神经专科检查	Chaddock征	个体的查多克（Chaddock）征情况描述	字符	阴性/阳性/可疑/不详	入院记录—神经专科检查	
84	临床表现	神经专科检查	Oppenheim征	个体的奥本海姆（Oppenheim）征情况描述	字符	阴性/阳性/可疑/不详	入院记录—神经专科检查	
85	临床表现	神经专科检查	Gordon征	个体的戈登（Gordon）征情况描述	字符	阴性/阳性/可疑/不详	入院记录—神经专科检查	
86	临床表现	神经专科检查	Schaffer征	个体的夏菲（Schaffer）征情况描述	字符	阴性/阳性/可疑/不详	入院记录—神经专科检查	
87	临床表现	神经专科检查	Gonda征	个体的贡达（Gonda）征情况描述	字符	阴性/阳性/可疑/不详	入院记录—神经专科检查	

续表3

序号	一级分类	二级分类	指标名称	定义	变量类型	值域	取值来源	指标来源
88	临床表现	神经专科检查	Hoffmann征	个体的霍夫曼（Hoffmann）征情况描述	字符	阴性/阳性/可疑/不详	入院记录—神经专科检查	
89	临床表现	神经专科检查	Rossolimo征	个体的罗索利莫（Rossolimo）征情况描述	字符	阴性/阳性/可疑/不详	入院记录—神经专科检查	
90	临床表现	神经专科检查	强握反射	个体的强握反射情况描述	字符	阴性/阳性/可疑/不详	入院记录—神经专科检查	
91	临床表现	神经专科检查	下颌反射	个体的下颌反射情况描述	字符	阴性/阳性/可疑/不详	入院记录—神经专科检查	
92	临床表现	神经专科检查	吸吮反射	个体的吸吮反射情况描述	字符	阴性/阳性/可疑/不详	入院记录—神经专科检查	《神经病学》（第9版，人民卫生出版社出版，2018年）
93	临床表现	神经专科检查	肱二头肌腱反射	个体的肱二头肌腱反射情况描述	字符	亢进/活跃/正常/减弱/消失/可疑/不详	入院记录—神经专科检查	
94	临床表现	神经专科检查	肱三头肌腱反射	个体的肱三头肌腱反射情况描述	字符	亢进/活跃/正常/减弱/消失/可疑/不详	入院记录—神经专科检查	
95	临床表现	神经专科检查	桡骨膜反射	个体的桡骨膜反射情况描述	字符	亢进/活跃/正常/减弱/消失/可疑/不详	入院记录—神经专科检查	
96	临床表现	神经专科检查	膝反射	个体的膝反射情况描述	字符	亢进/活跃/正常/减弱/消失/可疑/不详	入院记录—神经专科检查	
97	临床表现	神经专科检查	跟腱反射	个体的跟腱反射情况描述	字符	亢进/活跃/正常/减弱/消失/可疑/不详	入院记录—神经专科检查	

续表3

序号	一级分类	二级分类	指标名称	定义	变量类型	值域	取值来源	指标来源
98	临床表现	神经专科检查	腹壁反射（上）	个体的腹壁反射（上）情况描述	字符	存在/减弱/消失/可疑/不详	入院记录—神经专科检查	《神经病学》（第9版，人民卫生出版社出版，2018年）
99	临床表现	神经专科检查	腹壁反射（中）	个体的腹壁反射（中）情况描述	字符	存在/减弱/消失/可疑/不详	入院记录—神经专科检查	
100	临床表现	神经专科检查	腹壁反射（下）	个体的腹壁反射（下）情况描述	字符	存在/减弱/消失/可疑/不详	入院记录—神经专科检查	
101	临床表现	神经专科检查	颈抵抗	个体是否出现颈抵抗的异常现象	字符	阴性/阳性/可疑/不详	入院记录—神经专科检查	
102	临床表现	神经专科检查	Kernig征	个体的克尼格（Kernig）征情况描述	字符	阴性/阳性/可疑/不详	入院记录—神经专科检查	
103	临床表现	神经专科检查	Brudzinski征	个体的布鲁津斯基（Brudzinski）征情况描述	字符	阴性/阳性/可疑/不详	入院记录—神经专科检查	
104	临床表现	神经专科检查	Brudzinski征类型	个体出现布鲁津斯基（Brudzinski）征的类型	字符	颈征/下肢征/耻骨征/不详	入院记录—神经专科检查	
105	临床表现	神经专科检查	痛觉	个体的痛觉情况描述	字符	正常/异常/不详	入院记录—神经专科检查	
106	临床表现	神经专科检查	温觉	个体的温觉情况描述	字符	正常/异常/不详	入院记录—神经专科检查	
107	临床表现	神经专科检查	触觉	个体的触觉情况描述	字符	正常/异常/不详	入院记录—神经专科检查	

续表3

序号	一级分类	二级分类	指标名称	定义	变量类型	值域	取值来源	指标来源
108	临床表现	神经专科检查	浅感觉异常部位	个体的浅感觉异常部位情况描述	字符	左侧/右侧/双侧/不详	入院记录—神经专科检查	《神经病学》（第9版，人民卫生出版社出版，2018年）
109	临床表现	神经专科检查	实体觉	个体的实体觉情况描述	字符	正常/异常/不详	入院记录—神经专科检查	
110	临床表现	神经专科检查	振动觉	个体的振动觉情况描述	字符	正常/异常/不详	入院记录—神经专科检查	
111	临床表现	神经专科检查	运动觉	个体的运动觉情况描述	字符	正常/异常/不详	入院记录—神经专科检查	
112	临床表现	神经专科检查	两点辨别觉	个体的两点辨别觉情况描述	字符	正常/异常/不详	入院记录—神经专科检查	
113	临床表现	神经专科检查	深感觉异常部位	个体出现深感觉异常的部位	字符	左侧/右侧/双侧/不详	入院记录—神经专科检查	
114	临床表现	神经专科检查	指鼻试验	个体的指鼻试验情况描述	字符	正常/异常/不详	入院记录—神经专科检查	
115	临床表现	神经专科检查	快速轮替动作	个体的快速轮替动作情况描述	字符	正常/异常/不详	入院记录—神经专科检查	
116	临床表现	神经专科检查	跟胫膝试验	个体的跟胫膝试验情况描述	字符	正常/异常/不详	入院记录—神经专科检查	

续表3

序号	一级分类	二级分类	指标名称	定义	变量类型	值域	取值来源	指标来源
117	临床表现	神经专科检查	步态	个体的步态情况描述	字符	偏瘫步态/剪刀样步态/慌张步态/摇摆步态/感觉性共济失调步态/小脑步态/无/不详	入院记录—神经专科检查	《神经病学》(第9版,人民卫生出版社出版,2018年)
118	临床表现	神经专科检查	Romberg's 试验	个体的龙贝格(Romberg)试验情况描述	字符	(-)/睁闭眼不稳	入院记录—神经专科检查	
119	临床表现	神经专科检查	静止性震颤	个体有无出现静止性震颤的异常现象	字符	有/无/不详	入院记录—神经专科检查	
120	临床表现	神经专科检查	意向性震颤	个体有无出现意向性震颤的异常现象	字符	有/无/不详	入院记录—神经专科检查	
121	临床表现	神经专科检查	姿位性震颤	个体有无出现姿位性震颤的异常现象	字符	有/无/不详	入院记录—神经专科检查	
122	临床表现	病情变化	癫痫发作	个体有无出现癫痫发作的异常现象	字符	有/无	病程记录	
123	临床表现	病情变化	癫痫发作记录时间	个体出现癫痫发作的时间	日期	/	病程记录	
124	临床表现	病情变化	头痛发作	个体有无出现头痛发作的异常现象	字符	有/无	病程记录	
125	临床表现	病情变化	头痛记录时间	个体出现头痛的时间	日期	/	病程记录	
126	临床表现	病情变化	发热	个体有无出现发热的异常现象	字符	有/无	病程记录	

续表3

序号	一级分类	二级分类	指标名称	定义	变量类型	值域	取值来源	指标来源
127	临床表现	病情变化	发热记录时间	个体出现发热的时间	日期	/	病程记录	
128	临床表现	病情变化	视力下降	个体有无出现视力下降的异常现象	字符	有/无	病程记录	
129	临床表现	病情变化	视野缺损	个体出现视野缺损的部位	字符	左眼/右眼/双眼/无	病程记录	
130	临床表现	病情变化	视物模糊	个体有无出现视物模糊的异常现象	字符	有/无	病程记录	
131	临床表现	病情变化	复视	个体有无出现复视的异常现象	字符	有/无	病程记录	《神经病学》(第9版，人民卫生出版社出版，2018年)
132	临床表现	病情变化	皮质盲	个体有无出现皮质盲的异常现象	字符	有/无	病程记录	
133	临床表现	病情变化	视力下降记录时间	个体出现视力下降的时间	日期	/	病程记录	
134	临床表现	病情变化	呕吐	个体有无出现呕吐的异常现象	字符	有/无	病程记录	
135	临床表现	病情变化	呕吐记录时间	个体出现呕吐的时间	日期	/	病程记录	
136	临床表现	病情变化	恶心	个体有无出现恶心的异常现象	字符	有/无	病程记录	
137	临床表现	病情变化	恶心记录时间	个体出现恶心的时间	日期	/	病程记录	

三、隐球菌性脑膜炎指标集（337个指标）

续表3

序号	一级分类	二级分类	指标名称	定义	变量类型	值域	取值来源	指标来源
138	疾病诊断	神经系统疾病	隐球菌性脑膜炎	个体有无临床诊断为隐球菌性脑膜炎	字符	有/无	病案首页—出院诊断	《诊断学》（第9版，人民卫生出版社出版，2018年）
139	疾病诊断	神经系统疾病	视神经脊髓炎	个体有无临床诊断为视神经脊髓炎	字符	有/无	病案首页—出院诊断	
140	疾病诊断	传染性疾病	艾滋病	个体有无临床诊断为艾滋病	字符	有/无	病案首页—出院诊断	
141	疾病诊断	传染性疾病	乙型肝炎	个体有无临床诊断为乙型肝炎	字符	有/无	病案首页—出院诊断	
142	疾病诊断	泌尿生殖系统疾病	慢性肾功能衰竭	个体有无临床诊断为慢性肾功能衰竭	字符	有/无	病案首页—出院诊断	
143	疾病诊断	泌尿生殖系统疾病	肾移植术后	个体有无临床诊断为肾移植术后	字符	有/无	病案首页—出院诊断	
144	疾病诊断	泌尿生殖系统疾病	膜性肾病	个体有无临床诊断为膜性肾病	字符	有/无	病案首页—出院诊断	
145	疾病诊断	泌尿生殖系统疾病	肾病综合征	个体有无临床诊断为肾病综合征	字符	有/无	病案首页—出院诊断	
146	疾病诊断	泌尿生殖系统疾病	IgA肾病	个体有无临床诊断为IgA肾病	字符	有/无	病案首页—出院诊断	
147	疾病诊断	循环系统疾病	高血压	个体有无临床诊断为高血压	字符	有/无	病案首页—出院诊断	

续表3

序号	一级分类	二级分类	指标名称	定义	变量类型	值域	取值来源	指标来源
148	疾病诊断	内分泌、营养和代谢疾病	2型糖尿病	个体有无临床诊断为2型糖尿病	字符	有/无	病案首页—出院诊断	《诊断学》(第9版,人民卫生出版社出版,2018年)
149	疾病诊断	结缔组织疾病	系统性红斑狼疮	个体有无临床诊断为系统性红斑狼疮	字符	有/无	病案首页—出院诊断	
150	疾病诊断	结缔组织疾病	类风湿性关节炎	个体有无临床诊断为类风湿性关节炎	字符	有/无	病案首页—出院诊断	
151	疾病诊断	结缔组织疾病	多发性肌炎	个体有无临床诊断为多发性肌炎	字符	有/无	病案首页—出院诊断	
152	疾病诊断	结缔组织疾病	皮肌炎	个体有无临床诊断为皮肌炎	字符	有/无	病案首页—出院诊断	
153	疾病诊断	血液系统疾病	自身免疫性溶血	个体有无临床诊断为自身免疫性溶血	字符	有/无	病案首页—出院诊断	
154	疾病诊断	消化系统疾病	肝硬化	个体有无临床诊断为肝硬化	字符	有/无	病案首页—出院诊断	
155	疾病诊断	呼吸系统疾病	肺隐球菌病	个体有无临床诊断为肺隐球菌病	字符	有/无	病案首页—出院诊断	
156	疾病诊断	肿瘤	胃恶性肿瘤	个体有无临床诊断为胃恶性肿瘤	字符	有/无	病案首页—出院诊断	
157	疾病诊断	肿瘤	胆囊癌	个体有无临床诊断为胆囊癌	字符	有/无	病案首页—出院诊断	

续表3

序号	一级分类	二级分类	指标名称	定义	变量类型	值域	取值来源	指标来源
158	疾病诊断	肿瘤	子宫内膜癌	个体有无临床诊断为子宫内膜癌	字符	有/无	病案首页—出院诊断	《诊断学》(第9版,人民卫生出版社出版,2018年)
159	疾病诊断	肿瘤	宫颈癌	个体有无临床诊断为宫颈癌	字符	有/无	病案首页—出院诊断	
160	疾病诊断	其他	出院其他诊断	个体出院时的其他诊断	字符	/	病案首页—出院诊断	
161	检验	脑脊液常规	脑脊液颜色	受检者的脑脊液颜色	字符	/	检验信息—测试项目	《隐球菌性脑膜炎诊治专家共识2018》
162	检验	脑脊液常规	脑脊液透明度	受检者的脑脊液的透明度	字符	/	检验信息—测试项目	
163	检验	脑脊液常规	脑脊液薄膜	受检者的脑脊液是否出现薄膜	字符	/	检验信息—测试项目	
164	检验	脑脊液常规	红细胞	受检者的脑脊液红细胞检测值	数值	/	检验信息—测试项目	
165	检验	脑脊液常规	白细胞总数	受检者的脑脊液白细胞总数的检测值	数值	/	检验信息—测试项目	
166	检验	脑脊液常规	中性粒细胞	受检者的脑脊液中性粒细胞的检测值	数值	/	检验信息—测试项目	
167	检验	脑脊液常规	淋巴细胞	受检者的脑脊液淋巴细胞的检测值	数值	/	检验信息—测试项目	
168	检验	脑脊液常规	单核细胞	受检者的脑脊液单核细胞的检测值	数值	/	检验信息—测试项目	
169	检验	脑脊液生化	脑脊液蛋白	受检者的脑脊液蛋白质的检测结果	字符	/	检验信息—测试项目	

续表3

序号	一级分类	二级分类	指标名称	定义	变量类型	值域	取值来源	指标来源
170	检验	脑脊液生化	脑脊液氯化物定量	受检者的脑脊液氯化物的检测值	数值	/	检验信息—测试项目	
171	检验	脑脊液生化	脑脊液糖定量	受检者的脑脊液糖化物的检测值	数值	/	检验信息—测试项目	
172	检验	脑脊液培养（真菌）微生物质谱鉴定+药敏	最小抑菌浓度（MIC）	受检者的脑脊液培养的隐球菌的最小抑菌浓度（MIC）	数值	/	检验信息—测试项目	
173	检验	病原微生物镜检、培养与鉴定	隐球菌计数	受检者的隐球菌涂片中隐球菌的计数值	数值	/	检验信息—测试项目	《隐球菌性脑膜炎诊治专家共识2018》
174	检验	病原微生物镜检、培养与鉴定	隐球菌墨汁染色	受检者的隐球菌墨汁染色的检测结果	字符	/	检验信息—测试项目	
175	检验	病原微生物镜检、培养与鉴定	涂片转阴的时间	受检者的涂片转阴时间	数值	/	检验信息—测试项目	
176	检验	病原微生物镜检、培养与鉴定	脑脊液培养	受检者的脑脊液培养的检测结果	字符	/	检验信息—测试项目	

续表3

序号	一级分类	二级分类	指标名称	定义	变量类型	值域	取值来源	指标来源
177	检验	病原微生物镜检、培养与鉴定	隐球菌培养	受检者的隐球菌培养的检测结果	字符	/	检验信息—测试项目	《隐球菌性脑膜炎诊治专家共识2018》
178	检验	病原微生物镜检、培养与鉴定	隐球菌抗原检测	受检者的隐球菌抗原检测的检测结果	字符	/	检验信息—测试项目	《隐球菌性脑膜炎诊治专家共识2018》
179	检验	病原微生物镜检、培养与鉴定	隐球菌抗原滴度	受检者的隐球菌抗原滴度的检测结果	字符	/	检验信息—测试项目	
180	检验	血常规	红细胞（RBC）计数	受检者外周血中红细胞（RBC）计数的检测值	数值	/	检验信息—测试项目	《诊断学》（第9版，人民卫生出版社出版，2018年）
181	检验	血常规	血红蛋白（HB）	受检者外周血中血红蛋白（HB）的检测值	数值	/	检验信息—测试项目	
182	检验	血常规	中性粒细胞计数	受检者外周血中中性粒细胞计数的检测值	数值	/	检验信息—测试项目	
183	检验	血常规	中性粒细胞比率	受检者外周血中中性粒细胞比率的检测值	数值	0～100	检验信息—测试项目	
184	检验	血常规	嗜酸性粒细胞计数	受检者外周血中嗜酸性粒细胞计数的检测值	数值	/	检验信息—测试项目	

续表3

序号	一级分类	二级分类	指标名称	定义	变量类型	值域	取值来源	指标来源
185	检验	血常规	嗜酸性粒细胞比率	受检者外周血中嗜酸性粒细胞比率的检测值	数值	0～100	检验信息—测试项目	《诊断学》(第9版，人民卫生出版社出版，2018年)
186	检验	血常规	嗜碱性粒细胞计数	受检者外周血中的嗜碱性粒细胞计数的检测值	数值	/	检验信息—测试项目	
187	检验	血常规	嗜碱性粒细胞比率	受检者外周血中嗜碱性粒细胞比率的检测值	数值	0～100	检验信息—测试项目	
188	检验	血常规	淋巴细胞计数	受检者外周血中淋巴细胞计数的检测值	数值	/	检验信息—测试项目	
189	检验	血常规	淋巴细胞比率	受检者外周血中淋巴细胞比率的检测值	数值	0～100	检验信息—测试项目	
190	检验	血常规	血小板计数	受检者外周血中血小板计数的检测值	数值	/	检验信息—测试项目	
191	检验	血常规	红细胞比积	受检者外周血中红细胞体积占全部血液体积的百分比的检测值	数值	/	检验信息—测试项目	
192	检验	血葡萄糖测定	血葡萄糖测定	受检者血液中葡萄糖的检测值	数值	/	检验信息—测试项目	
193	检验	血脂及脂蛋白测定	血清甘油三酯	受检者血脂及脂蛋白检查中血清甘油三酯的检测值	数值	/	检验信息—测试项目	

续表3

序号	一级分类	二级分类	指标名称	定义	变量类型	值域	取值来源	指标来源
194	检验	血脂及脂蛋白测定	血清总胆固醇	受检者血脂及脂蛋白检查中血清总胆固醇的检测值	数值	/	检验信息—测试项目	《诊断学》（第9版，人民卫生出版社出版，2018年）
195	检验	肾功能	肌酐（Cr）	受检者肾功能检查中肌酐（Cr）的检测值	数值	/	检验信息—测试项目	
196	检验	肾功能	尿素氮（BUN）	受检者肾功能检查中尿素氮（BUN）的检测值	数值	/	检验信息—测试项目	
197	检验	肾功能	肾小球滤过率	受检者肾功能检查中肾小球滤过率的检测值	数值	/	检验信息—测试项目	
198	检验	肝功能	血清白蛋白（ALB）	受检者肝功能检查中血清白蛋白（ALB）的检测值	数值	/	检验信息—测试项目	
199	检验	肝功能	血清总胆红素（TB）	受检者肝功能检查中血清总胆红素（TB）的检测值	数值	/	检验信息—测试项目	
200	检验	肝功能	血清丙氨酸氨基转移酶（ALT）	受检者肝功能检查中血清丙氨酸氨基转移酶（ALT）的检测值	数值	/	检验信息—测试项目	
201	检验	肝功能	血清天门冬氨酸氨基转移酶（AST）	受检者肝功能检查中血清天门冬氨酸氨基转移酶（AST）的检测值	数值	/	检验信息—测试项目	

续表 3

序号	一级分类	二级分类	指标名称	定义	变量类型	值域	取值来源	指标来源
202	检验	体液免疫和补体检查	C 反应蛋白（CRP）	受检者体液免疫和补体检查中 C 反应蛋白的检测值	数值	/	检验信息—测试项目	《诊断学》（第 9 版，人民卫生出版社出版，2018 年）
203	检验	体液免疫和补体检查	超敏 C 反应蛋白	受检者体液免疫和补体检查中超敏 C 反应蛋白的检测值	数值	/	检验信息—测试项目	
204	检验	红细胞沉降率测定	红细胞沉降率（ESR）测定	受检者红细胞沉降率（ESR）测定的检测值	数值	/	检验信息—测试项目	
205	检验	体液免疫和补体检查	免疫球蛋白 G（IgG）	受检者体液免疫和补体检查中免疫球蛋白 G（IgG）的检测值	数值	/	检验信息—测试项目	
206	检验	体液免疫和补体检查	免疫球蛋白 A（IgA）	受检者体液免疫和补体检查中免疫球蛋白 A（IgA）的检测值	数值	/	检验信息—测试项目	
207	检验	体液免疫和补体检查	免疫球蛋白 M（IgM）	受检者体液免疫和补体检查中免疫球蛋白 M（IgM）的检测值	数值	/	检验信息—测试项目	
208	检验	体液免疫和补体检查	补体 3（C3）	受检者体液免疫和补体检查中血清中的补体 3（C3）的检测值	数值	/	检验信息—测试项目	
209	检验	体液免疫和补体检查	补体 4（C4）	受检者体液免疫和补体检查中血清中的补体 4（C4）的检测值	数值	/	检验信息—测试项目	

续表3

序号	一级分类	二级分类	指标名称	定义	变量类型	值域	取值来源	指标来源
210	检验	体液免疫和补体检查	血清总补体活性测定	受检者体液免疫和补体检查中血清总补体活性测定的检测值	数值	/	检验信息—测试项目	《诊断学》（第9版，人民卫生出版社出版，2018年）
211	检验	凝血及抗凝血检查	血清凝血酶原时间（PT）	受检者凝血及抗凝血检查中血清凝血酶原时间的检测值	数值	/	检验信息—测试项目	
212	检验	凝血及抗凝血检查	凝血酶原时间活动度（PT-TA）	受检者凝血及抗凝血检查中凝血酶原时间活动度的检测值	数值	/	检验信息—测试项目	
213	检验	凝血及抗凝血检查	国际标准化比值（INR）	受检者凝血及抗凝血检查中国际标准化比值的检测值	数值	/	检验信息—测试项目	
214	检验	凝血及抗凝血检查	活化部分凝血活酶时间(APTT)	受检者凝血及抗凝血检查中活化部分凝血活酶时间的检测值	数值	/	检验信息—测试项目	
215	检验	凝血及抗凝血检查	凝血酶时间（TT）	受检者凝血及抗凝血检查中凝血酶时间的检测值	数值	/	检验信息—测试项目	
216	检验	凝血及抗凝血检查	血浆纤维蛋白原测定	受检者凝血及抗凝血检查中血浆纤维蛋白原测定的检测值	数值	/	检验信息—测试项目	
217	检验	纤溶系统检查	D－二聚体	受检者的纤溶系统检查中D－二聚体的检测值	数值	/	检验信息—测试项目	

续表3

序号	一级分类	二级分类	指标名称	定义	变量类型	值域	取值来源	指标来源
218	检验	肿瘤相关抗原测定	肿瘤坏死因子（TNF）	受检者的肿瘤相关抗原检查中肿瘤坏死因子（TNF）的检测值	数值	/	检验信息—测试项目	《诊断学》（第9版，人民卫生出版社出版，2018年）
219	检验	细胞免疫检查	白介素-6	受检者的细胞免疫检查中白介素-6的检测值	数值	/	检验信息—测试项目	
220	检验	细胞免疫检查	白介素-10	受检者的细胞免疫检查中白介素-10的检测值	数值	/	检验信息—测试项目	
221	检验	细胞免疫检查	CD3淋巴细胞亚群测定	受检者的细胞免疫检查中CD3淋巴细胞亚群测定的检测值	数值	/	检验信息—测试项目	
222	检验	细胞免疫检查	CD4淋巴细胞亚群测定	受检者的细胞免疫检查中CD4淋巴细胞亚群测定的检测值	数值	/	检验信息—测试项目	
223	检验	细胞免疫检查	CD8淋巴细胞亚群测定	受检者的细胞免疫检查中CD8淋巴细胞亚群测定的检测值	数值	/	检验信息—测试项目	
224	检验	转化生长因子	转化生长因子-β（TGF-β）	受检者的转化生长因子-β（TGF-β）的检测值	数值	/	检验信息—测试项目	
225	检验	无机元素测定	钾测定	受检者无机元素检查中钾离子含量的检测值	数值	/	检验信息—测试项目	

续表3

序号	一级分类	二级分类	指标名称	定义	变量类型	值域	取值来源	指标来源
226	检验	无机元素测定	钠测定	受检者无机元素检查中钠离子含量的检测值	数值	/	检验信息—测试项目	
227	检验	无机元素测定	氯测定	受检者无机元素检查中氯离子含量的检测值	数值	/	检验信息—测试项目	
228	检验	无机元素测定	钙测定	受检者无机元素检查中钙离子含量的检测值	数值	/	检验信息—测试项目	
229	检验	无机元素测定	磷测定	受检者无机元素检查中磷离子含量的检测值	数值	/	检验信息—测试项目	
230	检验	G试验和GM试验	G试验	受检者的G试验的检测值	数值	/	检验信息—测试项目	《诊断学》(第9版,人民卫生出版社出版,2018年)
231	检验	G试验和GM试验	GM试验	受检者的GM试验的检测值	数值	/	检验信息—测试项目	
232	检验	激素测定	降钙素原(PCT)	受检者的激素检查中降钙素原(PCT)的检测值	数值	/	检验信息—测试项目	
233	检验	激素测定	血清促甲状腺激素	受检者的激素检查中血清促甲状腺激素的检测值	数值	/	检验信息—测试项目	
234	检验	激素测定	血清三碘甲状腺原氨酸	受检者的激素检查中血清三碘甲状腺原氨酸的检测值	数值	/	检验信息—测试项目	

续表3

序号	一级分类	二级分类	指标名称	定义	变量类型	值域	取值来源	指标来源
235	检验	激素测定	血清甲状腺素	受检者的激素检查中血清甲状腺素的检测值	数值	/	检验信息—测试项目	
236	检验	病毒感染免疫学检查	乙型肝炎病毒表面抗原	受检者的病毒感染免疫学检查中乙型肝炎病毒表面抗原的检测结果	字符	/	检验信息—测试项目	
237	检验	病毒感染免疫学检查	乙型肝炎病毒表面抗体	受检者的病毒感染免疫学检查中乙型肝炎病毒表面抗体的检测结果	字符	/	检验信息—测试项目	
238	检验	病毒感染免疫学检查	乙型肝炎病毒e抗原	受检者的病毒感染免疫学检查中乙型肝炎病毒e抗原的检测结果	字符	/	检验信息—测试项目	《诊断学》（第9版，人民卫生出版社出版，2018年）
239	检验	病毒感染免疫学检查	乙型肝炎病毒e抗体	受检者的病毒感染免疫学检查中乙型肝炎病毒e抗体的检测结果	字符	/	检验信息—测试项目	
240	检验	病毒感染免疫学检查	乙型肝炎病毒核心抗体	受检者的病毒感染免疫学检查中乙型肝炎病毒核心抗体的检测结果	字符	/	检验信息—测试项目	
241	检验	病毒感染免疫学检查	甲型肝炎病毒抗体	受检者的病毒感染免疫学检查中甲型肝炎病毒抗体的检测结果	字符	/	检验信息—测试项目	

续表3

序号	一级分类	二级分类	指标名称	定义	变量类型	值域	取值来源	指标来源
242	检验	病毒感染免疫学检查	丙型肝炎病毒抗体	受检者的病毒感染免疫学检查中丙型肝炎病毒抗体的检测结果	字符	/	检验信息—测试项目	《诊断学》（第9版，人民卫生出版社出版，2018年）
243	检验	病毒感染免疫学检查	丁型肝炎病毒抗体	受检者的病毒感染免疫学检查中丁型肝炎病毒抗体的检测结果	字符	/	检验信息—测试项目	
244	检验	病毒感染免疫学检查	戊型肝炎病毒抗体	受检者的病毒感染免疫学检查中戊型肝炎病毒抗体的检测结果	字符	/	检验信息—测试项目	
245	检验	病毒感染免疫学检查	巨细胞病毒抗体	受检者的病毒感染免疫学检查中巨细胞病毒抗体的检测结果	字符	/	检验信息—测试项目	
246	检验	病毒感染免疫学检查	人类免疫缺陷病毒抗体	受检者的病毒感染免疫学检查中人类免疫缺陷病毒抗体的检测结果	字符	/	检验信息—测试项目	
247	检验	螺旋体感染免疫学检查	梅毒螺旋体抗体	受检者的梅毒螺旋体抗体的检测结果	字符	/	检验信息—测试项目	
248	检验	肿瘤相关抗原测定	甲胎蛋白	受检者的肿瘤相关抗原检查中甲胎蛋白的检测值	数值	/	检验信息—测试项目	

续表3

序号	一级分类	二级分类	指标名称	定义	变量类型	值域	取值来源	指标来源
249	检验	肿瘤相关抗原测定	癌胚抗原	受检者的肿瘤相关抗原检查中癌胚抗原的检测值	数值	/	检验信息—测试项目	《诊断学》（第9版，人民卫生出版社出版，2018年）
250	检验	肿瘤相关抗原测定	糖类抗原（CA-125）	受检者的肿瘤相关抗原检查中糖类抗原（CA-125）的检测值	数值	/	检验信息—测试项目	
251	检验	肿瘤相关抗原测定	糖类抗原（CA15-3）	受检者的肿瘤相关抗原检查中糖类抗原(CA15-3)的检测值	数值	/	检验信息—测试项目	
252	检验	肿瘤相关抗原测定	糖类抗原（CA19-9）	受检者的肿瘤相关抗原检查中糖类抗原(CA19-9)的检测值	数值	/	检验信息—测试项目	
253	检验	肿瘤相关抗原测定	糖类抗原（CA24-2）	受检者的肿瘤相关抗原检查中糖类抗原(CA24-2)的检测值	数值	/	检验信息—测试项目	
254	检验	肿瘤相关抗原测定	神经元特异性烯醇化酶	受检者的肿瘤相关抗原检查中神经元特异性烯醇化酶的检测值	数值	/	检验信息—测试项目	
255	检查	脑脊液检查	脑脊液压力	受检者的脑脊液压力的检测值	数值	/	病程记录	

续表3

序号	一级分类	二级分类	指标名称	定义	变量类型	值域	取值来源	指标来源
256	检查	头颅CT	检查日期	受检者行头颅CT检查的日期	日期	/	检查信息—描述、诊断	《神经病学》（第9版，人民卫生出版社出版，2018年）
257	检查	头颅CT	脑积水	受检者行头颅CT发现脑积水的部位	字符	顶叶/颞叶/枕叶/额叶/硬脑膜/蛛网膜/基底节/内囊/脑桥/脑干/延髓/侧脑室旁/第四脑室/鞍区/环池/小脑/皮质/皮质下/白质	检查信息—描述、诊断	
258	检查	头颅CT	肉芽肿	受检者行头颅CT发现肉芽肿的部位	字符		检查信息—描述、诊断	
259	检查	头颅CT	低密度灶	受检者行头颅CT发现低密度灶的部位	字符		检查信息—描述、诊断	
260	检查	头颅CT	高密度灶	受检者行头颅CT发现高密度灶的部位	字符		检查信息—描述、诊断	
261	检查	头颅CT	钙化点	受检者行头颅CT发现钙化点的部位	字符		检查信息—描述、诊断	
262	检查	头颅CT	脑膜强化	受检者行头颅CT发现脑膜强化的部位	字符		检查信息—描述、诊断	
263	检查	头颅CT	假性囊肿	受检者行头颅CT发现假性囊肿的部位	字符		检查信息—描述、诊断	
264	检查	头颅MR	检查日期	受检者行头颅MR的日期	日期	/	检查信息—描述、诊断	
265	检查	头颅MR	MR类型	受检者行头颅MR的类型	字符	T1/T2/MRA/MRV/DWI/FLAIR/ADC/T1增强/不详	检查信息—描述、诊断	

续表3

序号	一级分类	二级分类	指标名称	定义	变量类型	值域	取值来源	指标来源
266	检查	头颅MR	脑膜强化	受检者行头颅MR有无发现脑膜强化的异常现象	字符	有/无	检查信息—描述、诊断	《神经病学》（第9版，人民卫生出版社出版，2018年）
267	检查	头颅MR	脑积水	受检者行头颅MR有无发现脑积水的异常现象	字符	有/无	检查信息—描述、诊断	
268	检查	头颅MR	脑萎缩	受检者行头颅MR有无发现脑萎缩的异常现象	字符	有/无	检查信息—描述、诊断	
269	检查	头颅MR	腔隙性脑梗死	受检者行头颅MR有无发现腔隙性脑梗死的异常现象	字符	有/无	检查信息—描述、诊断	
270	检查	头颅MR	肿块	受检者行头颅MR发现肿块的部位	字符	顶叶/颞叶/枕叶/额叶/硬脑膜/蛛网膜/视神经/视交叉/视束/嗅束/基底节/内囊/脑桥/脑干/延髓/胼胝体/海马/杏仁核/丘脑/侧脑室旁/第四脑室/鞍区/环池/小脑/大脑前动脉/大脑中动脉/大脑后动脉/交通动脉/基底动脉/静脉/皮质/皮质下/白质	检查信息—描述、诊断	
271	检查	头颅MR	环形强化	受检者行头颅MR发现环形强化的部位	字符		检查信息—描述、诊断	
272	检查	头颅MR	Virchow-Robin间隙扩张	受检者行头颅MR发现Virchow-Robin间隙扩张的部位	字符		检查信息—描述、诊断	
273	检查	头颅MR	假性囊肿	受检者行头颅MR发现假性囊肿的部位	字符		检查信息—描述、诊断	

续表3

序号	一级分类	二级分类	指标名称	定义	变量类型	值域	取值来源	指标来源
274	检查	头颅MR	血管炎	受检者行头颅MR有无发现血管炎的异常现象	字符	有/无	检查信息—描述、诊断	《神经病学》（第9版，人民卫生出版社出版，2018年）
275	检查	头颅MR	静脉窦血栓	受检者行头颅MR有无发现静脉窦血栓的异常现象	字符	有/无	检查信息—描述、诊断	
276	检查	头颅MR	信号特征	受检者行头颅MR的信号特征类型	字符	长T1长T2/长T1短T2/短T1长T2/短T1短T2/等T1长T2/等T1短T2/等T1等T2/长T1等T2/短T1等T2/FLAIR高/FLAIR低/DWI高/ADC高/ADC增强/不详	检查信息—描述、诊断	
277	评估量表	评价量表	神经功能缺损量表（NIHSS）	个体的神经功能缺损量表（NIHSS）的分值	数值	/	病程记录	
278	评估量表	评价量表	格拉斯哥（Glasgow）昏迷评分表	个体的格拉斯哥（Glasgow）昏迷评分表的分值	数值	/	病程记录	
279	评估量表	评价量表	改良Rankin评分表（mRS）	个体的改良Rankin评分表（mRS）的分值	数值	/	病程记录	

续表3

序号	一级分类	二级分类	指标名称	定义	变量类型	值域	取值来源	指标来源
280	治疗	药物治疗	抗深部真菌药物	个体有无行抗深部真菌药物的治疗	字符	有/无	住院医嘱—医嘱用药 门诊医嘱—医嘱用药	《隐球菌性脑膜炎诊治专家共识2018》
281	治疗	药物治疗	两性霉素B	个体有无行两性霉素B的治疗	字符	有/无	住院医嘱—医嘱用药 门诊医嘱—医嘱用药	
282	治疗	药物治疗	两性霉素B脂质体	个体有无行两性霉素B脂质体的治疗	字符	有/无	住院医嘱—医嘱用药 门诊医嘱—医嘱用药	
283	治疗	药物治疗	氟康唑	个体有无行氟康唑的治疗	字符	有/无	住院医嘱—医嘱用药 门诊医嘱—医嘱用药	
284	治疗	药物治疗	伊曲康唑	个体有无行伊曲康唑的治疗	字符	有/无	住院医嘱—医嘱用药 门诊医嘱—医嘱用药	
285	治疗	药物治疗	伏立康唑	个体有无行伏立康唑的治疗	字符	有/无	住院医嘱—医嘱用药 门诊医嘱—医嘱用药	
286	治疗	药物治疗	5-氟胞嘧啶	个体有无行5-氟胞嘧啶的治疗	字符	有/无	住院医嘱—医嘱用药 门诊医嘱—医嘱用药	
287	治疗	药物治疗	舍曲林	个体有无行舍曲林的治疗	字符	有/无	住院医嘱—医嘱用药 门诊医嘱—医嘱用药	
288	治疗	药物治疗	其他抗生素	个体有无行其他抗生素的治疗	字符	有/无	住院医嘱—医嘱用药 门诊医嘱—医嘱用药	
289	治疗	药物治疗	头孢类抗生素	个体有无行头孢类抗生素的治疗	字符	有/无	住院医嘱—医嘱用药 门诊医嘱—医嘱用药	

续表3

序号	一级分类	二级分类	指标名称	定义	变量类型	值域	取值来源	指标来源
290	治疗	药物治疗	青霉素类抗生素	个体有无行青霉素类抗生素的治疗	字符	有/无	住院医嘱—医嘱用药 门诊医嘱—医嘱用药	《隐球菌性脑膜炎诊治专家共识2018》
291	治疗	药物治疗	亚胺培南	个体有无行亚胺培南的治疗	字符	有/无	住院医嘱—医嘱用药 门诊医嘱—医嘱用药	
292	治疗	药物治疗	头孢曲松钠	个体有无行头孢曲松钠的治疗	字符	有/无	住院医嘱—医嘱用药 门诊医嘱—医嘱用药	
293	治疗	药物治疗	头孢哌酮舒巴坦	个体有无行头孢哌酮舒巴坦的治疗	字符	有/无	住院医嘱—医嘱用药 门诊医嘱—医嘱用药	
294	治疗	药物治疗	利奈唑胺	个体有无行利奈唑胺的治疗	字符	有/无	住院医嘱—医嘱用药 门诊医嘱—医嘱用药	
295	治疗	药物治疗	美罗培南	个体有无行美罗培南的治疗	字符	有/无	住院医嘱—医嘱用药 门诊医嘱—医嘱用药	
296	治疗	药物治疗	庆大霉素	个体有无行庆大霉素的治疗	字符	有/无	住院医嘱—医嘱用药 门诊医嘱—医嘱用药	
297	治疗	药物治疗	万古霉素	个体有无行万古霉素的治疗	字符	有/无	住院医嘱—医嘱用药 门诊医嘱—医嘱用药	
298	治疗	药物治疗	阿昔洛韦	个体有无行阿昔洛韦的治疗	字符	有/无	住院医嘱—医嘱用药 门诊医嘱—医嘱用药	
299	治疗	药物治疗	更昔洛韦	个体有无行更昔洛韦的治疗	字符	有/无	住院医嘱—医嘱用药 门诊医嘱—医嘱用药	

续表3

序号	一级分类	二级分类	指标名称	定义	变量类型	值域	取值来源	指标来源
300	治疗	药物治疗	脱水剂	个体有无行脱水剂的治疗	字符	有/无	住院医嘱—医嘱用药 门诊医嘱—医嘱用药	
301	治疗	药物治疗	甘露醇	个体有无行甘露醇的治疗	字符	有/无	住院医嘱—医嘱用药 门诊医嘱—医嘱用药	
302	治疗	药物治疗	呋塞米	个体有无行呋塞米的治疗	字符	有/无	住院医嘱—医嘱用药 门诊医嘱—医嘱用药	
303	治疗	药物治疗	七叶皂苷钠	个体有无行七叶皂苷钠的治疗	字符	有/无	住院医嘱—医嘱用药 门诊医嘱—医嘱用药	
304	治疗	药物治疗	甘油果糖	个体有无行甘油果糖的治疗	字符	有/无	住院医嘱—医嘱用药 门诊医嘱—医嘱用药	《隐球菌性脑膜炎诊治专家共识2018》
305	治疗	药物治疗	免疫抑制剂	个体有无行免疫抑制剂的治疗	字符	有/无	住院医嘱—医嘱用药 门诊医嘱—医嘱用药	
306	治疗	药物治疗	地塞米松	个体有无行地塞米松的治疗	字符	有/无	住院医嘱—医嘱用药 门诊医嘱—医嘱用药	
307	治疗	药物治疗	强的松（醋酸泼尼松）	个体有无行强的松（醋酸泼尼松）的治疗	字符	有/无	住院医嘱—医嘱用药 门诊医嘱—医嘱用药	
308	治疗	药物治疗	甲泼尼龙（片）	个体有无行甲泼尼龙片的治疗	字符	有/无	住院医嘱—医嘱用药 门诊医嘱—医嘱用药	
309	治疗	药物治疗	甲基强的松龙（针剂）	个体有无行甲基强的松龙针剂的治疗	字符	有/无	住院医嘱—医嘱用药 门诊医嘱—医嘱用药	

续表3

序号	一级分类	二级分类	指标名称	定义	变量类型	值域	取值来源	指标来源
310	治疗	药物治疗	硫唑嘌呤	个体有无行硫唑嘌呤的治疗	字符	有/无	住院医嘱—医嘱用药 门诊医嘱—医嘱用药	《隐球菌性脑膜炎诊治专家共识2018》
311	治疗	药物治疗	环磷酰胺	个体有无行环磷酰胺的治疗	字符	有/无	住院医嘱—医嘱用药 门诊医嘱—医嘱用药	
312	治疗	手术治疗	入院—手术时间	个体从入院至行手术的时间段	日期	/	手术记录	《诊断学》（第9版，人民卫生出版社出版，2018年）
313	治疗	手术治疗	手术日期	个体行手术的日期	日期	/	手术记录	
314	治疗	手术治疗	治疗方式	个体行手术治疗的方式	字符	/	手术记录	
315	治疗	手术治疗	脑室腹腔分流术（VP）	个体有无行脑室腹腔分流术（VP）	字符	有/无	手术记录	《隐球菌性脑膜炎诊治专家共识2018》
316	治疗	手术治疗	脑室外引流术	个体有无行脑室外引流术	字符	有/无	手术记录	
317	治疗	手术治疗	腰大池引流术	个体有无行腰大池引流术	字符	有/无	手术记录	
318	治疗	手术治疗	脊髓硬膜外分流术	个体有无行脊髓硬膜外分流术	字符	有/无	手术记录	
319	治疗	手术治疗	脑部Ommaya管置入术	个体有无行脑部Ommaya管置入术	字符	有/无	手术记录	

续表3

序号	一级分类	二级分类	指标名称	定义	变量类型	值域	取值来源	指标来源
320	事件	并发症	脑卒中	个体有无出现脑卒中的合并症	字符	有/无	病程记录	《神经病学》（第9版，人民卫生出版社出版，2018年）
321	事件	并发症	免疫重建综合征	个体有无出现免疫重建综合征的合并症	字符	有/无	病程记录	
322	事件	并发症	肝功能不全	个体有无出现肝功能不全的合并症	字符	有/无	综合检验信息—测试项目由肝功能检查派生	
323	事件	并发症	肾功能不全	个体有无出现肾功能不全的合并症	字符	有/无	综合检验信息—测试项目由肾功能检查派生	
324	事件	并发症	贫血	个体有无出现贫血的合并症	字符	有/无	综合检验信息—测试项目由血红蛋白结果派生	
325	事件	并发症	电解质紊乱	个体出现电解质紊乱的合并症的描述	字符	低钾/高钾/低钠/高钠/低钙/高钙/低镁/高镁/低氯/高氯	综合检验信息—测试项目由钾/钠/钙/镁/氯测定结果派生	
326	事件	并发症	感染性休克	个体有无出现感染性休克的合并症	字符	有/无	病程记录	

续表3

序号	一级分类	二级分类	指标名称	定义	变量类型	值域	取值来源	指标来源
327	事件	并发症	脑积水	个体有无出现脑积水的合并症	字符	有/无	病程记录	
328	事件	并发症	血管炎	个体有无出现血管炎的合并症	字符	有/无	病程记录	
329	事件	并发症	静脉窦血栓	个体有无出现静脉窦血栓的合并症	字符	有/无	病程记录	
330	出院情况	出院时相关症状	出院时头痛	个体出院时有无出现头痛的异常现象	字符	有/无	出院记录	《神经病学》（第9版，人民卫生出版社出版，2018年）
331	出院情况	出院时相关症状	出院时发热	个体出院时有无出现发热的异常现象	字符	有/无	出院记录	
332	出院情况	出院时相关症状	出院时视力下降	个体出院时有无出现视力下降的异常现象	字符	有/无	出院记录	
333	出院情况	出院时相关症状	出院时听力下降	个体出院时有无出现听力下降的异常现象	字符	有/无	出院记录	
334	出院情况	出院时相关症状	出院时意识障碍	个体出院时有无出现意识障碍的异常现象	字符	有/无	出院记录	
335	出院情况	出院带药	出院带药	个体出院带药的具体情况描述	字符	/	住院医嘱	

续表3

序号	一级分类	二级分类	指标名称	定义	变量类型	值域	取值来源	指标来源
336	预后	预后信息	死亡	个体有无死亡	字符	有/无	病案首页—离院方式	《电子病历基本数据集第10部分：住院病案首页》（WS 445.10—2014）
337	预后	预后信息	死亡时间	个体死亡的时间	日期	/	病案首页—离院方式	

四、垂体腺瘤指标集（152个指标）

垂体腺瘤指标集见表4。

表4 垂体腺瘤指标集

序号	一级分类	二级分类	指标名称	定义	变量类型	值域	取值来源	指标来源
1	人口学及社会经济学特征	基本特征	姓名	个体的姓名	字符	/	病案首页—姓名	《电子病历基本数据集 第1部分：病史概要》（WS 445.1—2014）
2	人口学及社会经济学特征	基本特征	性别	个体的性别	字符	男/女	病案首页—性别	
3	人口学及社会经济学特征	基本特征	身份证号码	个体的身份证号码	字符	/	病案首页—身份证号码	
4	人口学及社会经济学特征	基本特征	民族	个体的民族	字符	《中国各民族名称的罗马字母拼写法和代码》（GB/T 3304—1991）	病案首页—民族	
5	人口学及社会经济学特征	基本特征	年龄	个体的年龄	数值	/	病案首页—年龄	
6	人口学及社会经济学特征	基本特征	地址	个体的现住址	字符	/	病案首页—地址	

续表4

序号	一级分类	二级分类	指标名称	定义	变量类型	值域	取值来源	指标来源
7	人口学及社会经济学特征	基本特征	患者本人电话	个体的电话	字符	/	病案首页—患者本人电话	
8	人口学及社会经济学特征	基本特征	联系人姓名	个体的联系人姓名	字符	/	病案首页—联系人姓名	
9	人口学及社会经济学特征	基本特征	联系人电话	个体的联系人的电话	字符	/	病案首页—联系人电话	
10	人口学及社会经济学特征	基本特征	联系人与患者关系	个体与联系人的关系	字符	/	病案首页—联系人关系	《电子病历基本数据集第1部分：病史概要》（WS 445.1—2014）
11	人口学及社会经济学特征	基本特征	住院号	个体的住院号	字符	/	病案首页—住院号	
12	人口学及社会经济学特征	基本特征	登记号	个体的登记号	字符	/	病案首页—登记号（默认为患者唯一ID）	
13	人口学及社会经济学特征	基本特征	住院天数	个体的住院天数	数值	/	病案首页—住院天数	

四、垂体腺瘤指标集（152个指标）

续表4

序号	一级分类	二级分类	指标名称	定义	变量类型	值域	取值来源	指标来源
14	人口学及社会经济学特征	基本特征	住院费用	个体的住院费用	数值	/	病案首页—住院费用	《电子病历基本数据集第1部分：病史概要》（WS 445.1—2014）
15	人口学及社会经济学特征	基本特征	入院日期	个体的入院日期	日期	/	病案首页—入院日期	
16	人口学及社会经济学特征	基本特征	出院日期	个体的出院日期	日期	/	病案首页—出院日期	
17	家庭情况	婚育史	婚姻史	个体的婚姻情况	字符	已婚/未婚	入院记录—婚育史	
18	家庭情况	婚育史	生育史	个体的生育情况	字符	已育/未育	入院记录—婚育史	
19	家庭情况	家族史	家族史	家族成员的（某一疾病的）发病情况	字符	/	入院记录—家族史	
20	既往史	疾病史	高血压	个体有无曾经患有高血压	字符	有/无	入院记录—既往史	《诊断学》（第9版，人民卫生出版社出版，2018年）
21	既往史	疾病史	糖尿病	个体有无曾经患有糖尿病	字符	有/无	入院记录—既往史	
22	既往史	疾病史	冠心病	个体有无曾经患有冠心病	字符	有/无	入院记录—既往史	
23	既往史	疾病史	肿瘤	个体有无曾经患有肿瘤疾病	字符	有/无	入院记录—既往史	

续表4

序号	一级分类	二级分类	指标名称	定义	变量类型	值域	取值来源	指标来源
24	既往史	疾病史	手术史	个体有无曾经接受手术治疗	字符	有/无	入院记录—既往史	《诊断学》（第9版，人民卫生出版社出版，2018年）
25	个人史	吸烟史	吸烟史	个体的吸烟情况	字符	从不吸烟/现吸烟/已戒烟/不详	入院记录—个人史	
26	个人史	饮酒史	饮酒史	个体的饮酒情况	字符	现饮酒/已戒酒/从未饮酒/不详	入院记录—个人史	
27	临床表现	现病史	起病时间	个体最早出现症状与就诊之间的时间差（单位：天）	数值	/	入院记录—主诉	《外科学》（第9版，人民卫生出版社出版，2018年）
28	临床表现	现病史	头痛	手术前，个体有无出现头痛症状	字符	有/无	入院记录—现病史/体格检查/专科检查/专科情况；术前病程记录	
29	临床表现	现病史	乏力	手术前，个体有无出现自觉疲劳、肢体软弱无力的非特异性疲惫感觉	字符	有/无		
30	临床表现	现病史	溢乳	手术前，个体有无出现溢乳症状	字符	有/无		
31	临床表现	现病史	停经/闭经	手术前，个体有无出现停经/闭经症状	字符	有/无		
32	临床表现	现病史	月经紊乱/月经不调	手术前，个体有无出现月经紊乱/月经不调症状	字符	有/无		

四、垂体腺瘤指标集（152个指标）

续表4

序号	一级分类	二级分类	指标名称	定义	变量类型	值域	取值来源	指标来源
33	临床表现	现病史	不孕	手术前，个体有无出现不孕症状	字符	有/无	入院记录—现病史/体格检查/专科检查/专科情况；术前病程记录	《外科学》（第9版，人民卫生出版社出版，2018年）
34	临床表现	现病史	消瘦/体重下降	手术前，个体有无出现消瘦/体重下降症状	字符	有/无		
35	临床表现	现病史	性功能下降	手术前，个体有无出现性功能下降症状	字符	有/无		
36	临床表现	现病史	多尿	手术前，个体有无出现多尿症状	字符	有/无		
37	临床表现	现病史	向心性肥胖	手术前，个体有无出现向心性肥胖症状	字符	有/无		
38	临床表现	现病史	多毛	手术前，个体有无出现多毛症状	字符	有/无		
39	临床表现	现病史	面容改变	手术前，个体有无出现面容改变症状	字符	有/无		
40	临床表现	现病史	肢端肥大	手术前，个体有无出现肢端肥大症状	字符	有/无		
41	临床表现	体格检查	体重	个体的体重变化	字符	/	体温单—体重	
42	临床表现	体格检查	体温	手术前，个体的体温	字符	/	体温单—体温	

续表 4

序号	一级分类	二级分类	指标名称	定义	变量类型	值域	取值来源	指标来源
43	临床表现	专科检查	意识障碍	手术前，个体的意识水平	字符	嗜睡/昏迷/意识模糊/昏睡/谵妄/无	入院记录—现病史/体格检查/专科检查/专科情况；术前病程记录	
44	临床表现	专科检查	视力下降	手术前，个体有无出现视力下降的症状	字符	有/无		
45	临床表现	专科检查	视野缺损	手术前，个体有无出现视野的某一区域有视力障碍的症状	字符	有/无		
46	临床表现	专科检查	血糖升高	手术前，个体有无出现血糖升高的情况	字符	有/无		
47	疾病诊断	内分泌和代谢性疾病	垂体腺瘤	个体有无临床诊断为垂体腺瘤	字符	有/无	病案首页—出院诊断	《外科学》（第9版，人民卫生出版社出版，2018年）
48	疾病诊断	内分泌和代谢性疾病	侵袭性垂体腺瘤	个体有无临床诊断为侵袭性垂体腺瘤	字符	有/无	病案首页—出院诊断	
49	疾病诊断	内分泌和代谢性疾病	垂体肿瘤	个体有无临床诊断为垂体肿瘤	字符	有/无	病案首页—出院诊断	
50	疾病诊断	内分泌和代谢性疾病	垂体多分泌功能瘤	个体有无临床诊断为垂体多分泌功能瘤	字符	有/无	病案首页—出院诊断	

续表4

序号	一级分类	二级分类	指标名称	定义	变量类型	值域	取值来源	指标来源
51	疾病诊断	内分泌和代谢性疾病	垂体前叶功能减退危象	个体有无临床诊断为垂体前叶功能减退危象	字符	有/无	病案首页—出院诊断	《外科学》（第9版，人民卫生出版社出版，2018年）
52	疾病诊断	内分泌和代谢性疾病	全垂体功能减退症	个体有无临床诊断为全垂体功能减退症	字符	有/无	病案首页—出院诊断	
53	疾病诊断	内分泌和代谢性疾病	垂体性矮小症	个体有无临床诊断为垂体性矮小症	字符	有/无	病案首页—出院诊断	
54	疾病诊断	内分泌和代谢性疾病	部分性垂体性尿崩症	个体有无临床诊断为部分性垂体性尿崩症	字符	有/无	病案首页—出院诊断	
55	疾病诊断	内分泌和代谢性疾病	垂体功能紊乱	个体有无临床诊断为垂体功能紊乱	字符	有/无	病案首页—出院诊断	
56	疾病诊断	内分泌和代谢性疾病	垂体增生	个体有无临床诊断为垂体增生	字符	有/无	病案首页—出院诊断	
57	疾病诊断	内分泌和代谢性疾病	肢端肥大症和垂体性巨人症	个体有无临床诊断为肢端肥大症和垂体性巨人症	字符	有/无	病案首页—出院诊断	

续表4

序号	一级分类	二级分类	指标名称	定义	变量类型	值域	取值来源	指标来源
58	疾病诊断	内分泌和代谢性疾病	垂体功能亢进	个体有无临床诊断为垂体功能亢进	字符	有/无	病案首页—出院诊断	《外科学》（第9版，人民卫生出版社出版，2018年）
59	疾病诊断	内分泌和代谢性疾病	垂体功能减退症	个体有无临床诊断为垂体功能减退症	字符	有/无	病案首页—出院诊断	
60	疾病诊断	内分泌和代谢性疾病	垂体疾患	个体有无临床诊断为垂体疾患	字符	有/无	病案首页—出院诊断	
61	疾病诊断	内分泌和代谢性疾病	垂体依赖性库欣病	个体有无临床诊断为垂体依赖性库欣病	字符	有/无	病案首页—出院诊断	
62	疾病诊断	内分泌和代谢性疾病	垂体癌	个体有无临床诊断为垂体癌	字符	有/无	病案首页—出院诊断	
63	疾病诊断	内分泌和代谢性疾病	异位垂体	个体有无临床诊断为异位垂体	字符	有/无	病案首页—出院诊断	
64	疾病诊断	内分泌和代谢性疾病	肢端肥大症	个体有无临床诊断为肢端肥大症	字符	有/无	病案首页—出院诊断	

续表4

序号	一级分类	二级分类	指标名称	定义	变量类型	值域	取值来源	指标来源
65	疾病诊断	内分泌和代谢性疾病	垂体恶性肿瘤	个体有无临床诊断为垂体恶性肿瘤	字符	有/无	病案首页—出院诊断	《外科学》(第9版,人民卫生出版社出版,2018年)
66	疾病诊断	内分泌和代谢性疾病	垂体良性肿瘤	个体有无临床诊断为垂体良性肿瘤	字符	有/无	病案首页—出院诊断	
67	疾病诊断	内分泌和代谢性疾病	垂体出血	个体有无临床诊断为垂体出血	字符	有/无	病案首页—出院诊断	
68	疾病诊断	内分泌和代谢性疾病	垂体肿物	个体有无临床诊断为垂体肿物	字符	有/无	病案首页—出院诊断	
69	疾病诊断	内分泌和代谢性疾病	垂体卒中	个体有无临床诊断为垂体卒中	字符	有/无	病案首页—出院诊断	
70	疾病诊断	内分泌和代谢性疾病	垂体原位癌	个体有无临床诊断为垂体原位癌	字符	有/无	病案首页—出院诊断	
71	疾病诊断	内分泌和代谢性疾病	鞍上区恶性肿瘤	个体有无临床诊断为鞍上区恶性肿瘤	字符	有/无	病案首页—出院诊断	

续表4

序号	一级分类	二级分类	指标名称	定义	变量类型	值域	取值来源	指标来源
72	疾病诊断	内分泌和代谢性疾病	鞍区肿物	个体有无临床诊断为鞍区肿物	字符	有/无	病案首页—出院诊断	《外科学》（第9版，人民卫生出版社出版，2018年）
73	疾病诊断	内分泌和代谢性疾病	鞍区良性肿瘤	个体有无临床诊断为鞍区良性肿瘤	字符	有/无	病案首页—出院诊断	
74	疾病诊断	内分泌和代谢性疾病	垂体危象	个体有无临床诊断为垂体危象	字符	有/无	病案首页—出院诊断	
75	疾病诊断	内分泌和代谢性疾病	垂体囊肿	个体有无临床诊断为垂体囊肿	字符	有/无	病案首页—出院诊断	
76	疾病诊断	内分泌和代谢性疾病	垂体疾患，其他的	个体有无临床诊断为垂体疾患，其他的	字符	有/无	病案首页—出院诊断	
77	检验	血常规	血红蛋白（HB）	受检者外周血中血红蛋白（HB）的检测值	数值	/	检验项目	《诊断学》（第9版，人民卫生出版社出版，2018年）
78	检验	血常规	白细胞总数	受检者外周血中白细胞总数的检测值	数值	/	检验项目	
79	检验	血常规	血小板计数	受检者外周血中血小板数量的检测值	数值	/	检验项目	
80	检验	血清相关蛋白检测	胰岛素样生长因子-1	受检者的胰岛素样生长因子-1的检测值	数值	/	检验项目	

续表 4

序号	一级分类	二级分类	指标名称	定义	变量类型	值域	取值来源	指标来源
81	检验	激素测定	血清游离三碘甲状腺原氨酸（FT3）	受检者血液中血清游离三碘甲状腺原氨酸(FT3)的检测值	数值	/	检验项目	《诊断学》（第9版，人民卫生出版社出版，2018年）
82	检验	激素测定	血清游离甲状腺素（FT4）	受检者血液中血清游离甲状腺素（FT4）的检测值	数值	/	检验项目	
83	检验	激素测定	血清促甲状腺激素（TSH）	受检者血液中促甲状腺激素（TSH）的检测值	数值	/	检验项目	
84	检验	激素测定	血清卵泡刺激素	受检者血液中血清卵泡刺激素的检测值	数值	/	检验项目	
85	检验	激素测定	黄体生成激素	受检者血液中黄体生成激素的检测值	数值	/	检验项目	
86	检验	激素测定	雌二醇	受检者血液中雌二醇的检测值	数值	/	检验项目	
87	检验	激素测定	孕酮	受检者血液中孕酮的检测值	数值	/	检验项目	
88	检验	激素测定	睾酮	受检者血液中睾酮的检测值	数值	/	检验项目	
89	检验	激素测定	泌乳素	受检者血液中泌乳素的检测值	数值	/	检验项目	
90	检验	激素测定	血清生长激素（GH）	受检者血液中生长激素（GH）的检测值	数值	/	检验项目	

续表4

序号	一级分类	二级分类	指标名称	定义	变量类型	值域	取值来源	指标来源
91	检验	激素测定	血清促肾上腺皮质激素(ACTH)	受检者血液中促肾上腺皮质激素（ACTH）的检测值	数值	/	检验项目	《诊断学》（第9版，人民卫生出版社出版，2018年）
92	检验	激素测定	血皮质醇8am	受检者血液中皮质醇8am的检测值	数值	/	检验项目	
93	检验	激素测定	血皮质醇4pm	受检者血液中皮质醇4pm的检测值	数值	/	检验项目	
94	检验	激素测定	血皮质醇0am	受检者血液中皮质醇0am的检测值	数值	/	检验项目	
95	检验	激素测定	24 h尿游离皮质醇（UFC）	受检者24 h尿游离皮质醇（UFC）的检测值	数值	/	检验项目	
96	检验	尿常规	尿比重	受检者血液中尿比重的检测值	数值	/	检验项目	
97	检验	肿瘤相关抗原测定	甲胎蛋白(AFP)	受检者血液中甲胎蛋白（AFP）的检测值	数值	/	检验项目	
98	检验	肿瘤相关抗原测定	癌胚抗原(CEA)	受检者血液中癌胚抗原（CEA）的检测值	数值	/	检验项目	
99	检验	肿瘤相关抗原测定	糖类抗原(CA19-9)	受检者血液中糖类抗原（CA19-9）的检测值	数值	/	检验项目	
100	检验	肿瘤相关抗原测定	糖类抗原(CA-125)	受检者血液中糖类抗原（CA-125）的检测值	数值	/	检验项目	

续表4

序号	一级分类	二级分类	指标名称	定义	变量类型	值域	取值来源	指标来源
101	检验	肿瘤相关抗原测定	鳞状细胞癌相关抗原（SCC）	受检者血液中鳞状细胞癌相关抗原（SCC）的检测值	数值	/	检验项目	《诊断学》（第9版，人民卫生出版社出版，2018年）
102	检查	影像学检查	头颅CT	个体在院接受头颅CT检查的日期	日期	yyyy-mm-dd	检查项目	
103	检查	影像学检查	头颅CTA	个体在院接受头颅CTA检查的日期	日期	yyyy-mm-dd	检查项目	
104	检查	影像学检查	头颅MR	个体在院接受头颅MR检查的日期	日期	yyyy-mm-dd	检查项目	
105	检查	影像学检查	垂体MR	个体在院接受垂体MR检查的日期	日期	yyyy-mm-dd	检查项目	
106	检查	影像学检查	头颅CTA（术后）结论	手术后，个体接受头颅CTA检查的结论	字符	/	检查项目	
107	病理	垂体腺瘤病理诊断	泌乳素（PRL）分泌型	个体是否病理诊断为泌乳素（PRL）分泌型	字符	是/否	病案首页—病理诊断	《病理学》（第9版，人民卫生出版社出版）
108	病理	垂体腺瘤病理诊断	生长激素（GH）分泌型	个体是否病理诊断为生长激素（GH）分泌型	字符	是/否	病案首页—病理诊断	
109	病理	垂体腺瘤病理诊断	促肾上腺皮质激素（ACTH）分泌型	个体是否病理诊断为促肾上腺皮质激素（ACTH）分泌型	字符	是/否	病案首页—病理诊断	

续表 4

序号	一级分类	二级分类	指标名称	定义	变量类型	值域	取值来源	指标来源
110	病理	垂体腺瘤病理诊断	促甲状腺激素（TSH）分泌型	个体是否病理诊断为促甲状腺激素（TSH）分泌型	字符	是/否	病案首页—病理诊断	《病理学》（第9版，人民卫生出版社出版）
111	病理	垂体腺瘤病理诊断	无功能垂体腺瘤	个体是否病理诊断为无功能垂体腺瘤	字符	是/否	病案首页—病理诊断	
112	病理	垂体腺瘤病理诊断	其他垂体腺瘤	个体是否病理诊断为其他垂体腺瘤，即病理诊断为垂体腺瘤，但报告中未明确提及是以上各病理分型之一	字符	是/否	病案首页—病理诊断	
113	治疗	既往治疗	生长抑素用药史	入院前，个体有无曾经接受生长抑素治疗	字符	有/无	入院记录—既往史	《外科学》（第9版，人民卫生出版社出版，2018年）
114	治疗	既往治疗	溴隐亭用药史	入院前，个体有无曾经接受溴隐亭的治疗	字符	有/无	入院记录—既往史	
115	治疗	术前治疗	术前生长抑素	手术前，个体是否在院接受生长抑素的治疗	字符	/	医嘱项目	
116	治疗	术前治疗	术前溴隐亭	手术前，个体是否在院接受溴隐亭的治疗	字符	/	医嘱项目	
117	治疗	手术治疗	术前使用药物	手术前，个体在院接受药物治疗对应的药品名称	字符	/	医嘱项目	
118	治疗	手术治疗	手术时间	个体接受手术治疗的日期与时间	日期	/	手术记录—手术时间	

续表4

序号	一级分类	二级分类	指标名称	定义	变量类型	值域	取值来源	指标来源
119	治疗	手术治疗	手术入路——是否经颅	个体接受手术治疗的手术入路——是否经颅	字符	是/否	手术记录—手术名称	《外科学》(第9版，人民卫生出版社出版，2018年)
120	治疗	手术治疗	手术入路——是否经蝶	个体接受手术治疗的手术入路——是否经蝶	字符	是/否	手术记录—手术名称	
121	治疗	手术治疗	全部切除病变	个体接受手术治疗后，影像学报告反馈病变是否全部切除	字符	全部切除/部分切除	头颅/垂体MR—检查结论	
122	治疗	手术治疗	术中带蒂黏膜瓣	手术过程中有无包含"带蒂黏膜瓣"的相关描述	字符	有/无	手术记录—手术步骤	
123	治疗	手术治疗	术中脑脊液漏	手术过程中有无包含"脑脊液漏"的相关描述	字符	有/无	手术记录—手术步骤/术后诊断	
124	治疗	手术治疗	腰大池引流	手术过程中有无包含"腰大池引流"的相关描述	字符	有/无	手术记录—手术步骤/术后诊断	
125	治疗	术后治疗	放疗	手术后，个体有无接受放疗	字符	有/无	术后病程记录	
126	治疗	术后治疗	化疗	手术后，个体有无接受化疗	字符	有/无	术后病程记录	
127	治疗	术后治疗	出院带药	出院当日，个体接受出院带药医嘱所对应的药品名称	字符	/	医嘱项目	

续表4

序号	一级分类	二级分类	指标名称	定义	变量类型	值域	取值来源	指标来源
128	事件	术后病情变化	恶心	手术后，个体有无出现恶心症状	字符	有/无	术后病程记录	《外科学》（第9版，人民卫生出版社出版，2018年）
129	事件	术后病情变化	尿量增多/尿崩	手术后，个体有无出现尿量增多/尿崩的症状	字符	有/无	术后病程记录	
130	事件	术后病情变化	鼻腔流液/脑脊液漏	手术后，个体有无出现鼻腔流液/脑脊液漏症状	字符	有/无	术后病程记录	
131	事件	术后病情变化	腰大池记录	手术后，个体的病程记录中有无包含"腰大池"的相关记录	字符	有/无	术后病程记录	
132	事件	术后病情变化	发热	手术后，个体有无出现发热症状	字符	有/无	术后病程记录	
133	事件	术后病情变化	嗅觉减退	手术后，个体有无出现嗅觉减退症状	字符	有/无	术后病程记录	
134	事件	术后病情变化	嗅觉丧失	手术后，个体有无出现嗅觉丧失症状	字符	有/无	术后病程记录	
135	事件	术后病情变化	血压下降	手术后，个体有无出现血压下降症状	字符	有/无	术后病程记录	
136	事件	术后病情变化	高钠	手术后，个体有无出现高钠症状	字符	有/无	术后病程记录	

续表 4

序号	一级分类	二级分类	指标名称	定义	变量类型	值域	取值来源	指标来源
137	事件	术后病情变化	低钠	手术后，个体有无出现低钠症状	字符	有/无	术后病程记录	《外科学》（第9版，人民卫生出版社出版，2018年）
138	事件	术后病情变化	其他电解质紊乱（低钾、高钾、低钙）	手术后，个体有无出现低钾、高钾、低钙症状	字符	有/无	术后病程记录	
139	事件	术后病情变化	意识障碍	手术后，个体有无出现觉醒度下降和意识内容变化的情况	字符	嗜睡/昏迷/意识模糊/昏睡/谵妄/无	术后病程记录	
140	事件	术后病情变化	血糖记录	手术后，个体的病程记录中有无包含"血糖"的相关记录	字符	有/无	术后病程记录	
141	事件	术后病情变化	视力改善	手术后，个体有无出现视力改善	字符	有/无	术后病程记录	
142	事件	术后病情变化	颅内感染	手术后，个体有无出现颅内感染	字符	有/无	术后病程记录	
143	事件	术后病情变化	脑积水	手术后，个体有无出现脑积水	字符	有/无	术后病程记录	
144	事件	术后病情变化	垂体功能低下	手术后，个体有无出现垂体功能低下	字符	有/无	术后病程记录	
145	事件	术后病情变化	垂体危象	手术后，个体有无出现垂体危象	字符	有/无	术后病程记录	

续表 4

序号	一级分类	二级分类	指标名称	定义	变量类型	值域	取值来源	指标来源
146	事件	结局事件	死亡	患者出院方式为死亡的记录日期	日期	日期+时间	病案首页—离院方式	《电子病历基本数据集 第 10 部分：住院病案首页》（WS 445.10—2014）
147	出院情况	出院时相关症状	视力下降（出院时）	出院当日，个体有无出现视力下降的情况	字符	有/无	出院记录—出院时症状体征描述	
148	出院情况	出院时相关症状	意识障碍（出院时）	出院当日，个体有无出现觉醒度下降和意识内容变化的情况	字符	嗜睡/昏迷/意识模糊/昏睡/谵妄/无	出院记录—出院时症状体征描述	
149	随访	随访信息	3 个月随访	个体有无在术后 3 个月内来院随访	字符	有/无	门诊医嘱	《外科学》（第 9 版，人民卫生出版社出版，2018 年）
150	随访	随访信息	半年随访	个体有无在术后半年左右来院随访	字符	有/无	门诊医嘱	
151	随访	随访信息	1 年随访	个体有无在术后 1 年左右来院随访	字符	有/无	门诊医嘱	
152	随访	随访信息	5 年随访	个体有无在术后 5 年左右来院随访	字符	有/无	门诊医嘱	

五、颅内动脉瘤指标集（313个指标）

颅内动脉瘤指标集见表5。

表5 颅内动脉瘤指标集

序号	一级分类	二级分类	指标名称	定义	变量类型	值域	取值来源	指标来源
1	人口学及社会经济学特征	基本信息	姓名	个体的姓名	字符	/	病案首页—姓名	《电子病历基本数据集 第1部分：病历概要》（WS 445.1—2014）
2	人口学及社会经济学特征	基本信息	性别	个体的性别	字符	男/女	病案首页—性别	《电子病历基本数据集 第10部分：住院病案首页》（WS 445.10—2014）
3	人口学及社会经济学特征	基本信息	年龄	个体的年龄	数值	/	病案首页—年龄	
4	人口学及社会经济学特征	基本信息	职业	个体的职业	字符	/	病案首页—职业	
5	人口学及社会经济学特征	基本信息	出生地	患者的出生地	字符	/	病案首页—出生地	

189

续表5

序号	一级分类	二级分类	指标名称	定义	变量类型	值域	取值来源	指标来源
6	人口学及社会经济学特征	基本信息	民族	个体的民族	字符	《中国各民族名称的罗马字母拼写法和代码》（GB/T 3304—1991）	病案首页—民族	《电子病历基本数据集第10部分：住院病案首页》（WS 445.10—2014）
7	家庭情况	家族史	颅内动脉瘤	个体家族成员有无患颅内动脉瘤的病史	字符	有/无	入院记录—家族史	ASA/AHA《未破裂颅内动脉瘤患者管理指南》《中国脑出血诊治指南2019》《脑血管病学》等
8	既往史	过敏史	药物过敏	患者有无药物过敏	字符	有/无	入院记录—既往史	
9	既往史	疾病史	高血压	个体既往有无患高血压的病史	字符	有/无	入院记录—既往史	
10	既往史	疾病史	中枢神经系统肿瘤病史	患者有无中枢神经系统肿瘤病史	字符	有/无	入院记录—既往史	
11	既往史	疾病史	外周肿瘤病史	患者有无外周肿瘤病史	字符	有/无	入院记录—既往史	
12	既往史	疾病史	传染病病史	患者有无传染病病史	字符	有/无	入院记录—既往史	
13	既往史	疾病史	颅内动脉瘤破裂	患者有无颅内动脉瘤破裂史	字符	有/无	入院记录—既往史	
14	既往史	用药史	口服避孕药	患者有无使用口服避孕药	字符	有/无	入院记录—既往史	
15	既往史	用药史	阿司匹林	患者有无使用阿司匹林	字符	有/无	入院记录—既往史	
16	既往史	用药史	氯吡格雷	患者有无使用氯吡格雷	字符	有/无	入院记录—既往史	

续表5

序号	一级分类	二级分类	指标名称	定义	变量类型	值域	取值来源	指标来源
17	既往史	用药史	替格瑞洛	患者有无使用替格瑞洛	字符	有/无	入院记录—既往史	ASA/AHA《未破裂颅内动脉瘤患者管理指南》《中国脑出血诊治指南2019》《脑血管病学》等
18	既往史	用药史	华法林	患者有无使用华法林	字符	有/无	入院记录—既往史	
19	既往史	用药史	利伐沙班	患者有无使用利伐沙班	字符	有/无	入院记录—既往史	
20	个人史	吸烟史	吸烟史	个体吸烟及戒烟情况的详细描述	字符	从不吸烟/现吸烟/已戒烟	入院记录—个人史	
21	个人史	饮酒史	饮酒史	患者有无饮酒史	字符	有/无	入院记录—个人史	
22	个人史	月经史	是否绝经	患者是否绝经	字符	是/否	入院记录—个人史	
23	临床表现	现病史	发病—就诊时间	发病—就诊时间	数值	/	入院记录—现病史	
24	临床表现	现病史	动脉瘤手术时间	动脉瘤手术时间	日期	/	入院记录—现病史	
25	临床表现	现病史	颅内动脉瘤破裂	患者有无颅内动脉瘤破裂	字符	有/无	入院记录—现病史	
26	临床表现	现病史	意识障碍	个体有无出现觉醒度下降和意识内容变化的情况	字符	有/无	入院记录—现病史	
27	临床表现	现病史	头痛	个体有无出现头痛的症状	字符	有/无	入院记录—现病史	

续表5

序号	一级分类	二级分类	指标名称	定义	变量类型	值域	取值来源	指标来源
28	临床表现	现病史	头晕	个体有无出现头晕的症状	字符	有/无	入院记录—现病史	ASA/AHA《未破裂颅内动脉瘤患者管理指南》《中国脑出血诊治指南2019》《脑血管病学》等
29	临床表现	现病史	恶心	个体有无出现恶心的症状	字符	有/无	入院记录—现病史	
30	临床表现	现病史	呕吐	个体有无出现胃内食物被压迫，经食管、口腔而排出体外的情况	字符	有/无	入院记录—现病史	
31	临床表现	现病史	发热	个体有无出现发热的症状	字符	有/无	入院记录—现病史	
32	临床表现	现病史	视物模糊	个体有无出现视物不清的症状	字符	有/无	入院记录—现病史	
33	临床表现	现病史	听力下降	个体有无出现听力下降的症状	字符	有/无	入院记录—现病史	
34	临床表现	现病史	耳鸣	个体有无出现耳鸣的症状	字符	有/无	入院记录—现病史	
35	临床表现	现病史	昏迷	个体有无出现昏迷的症状	字符	有/无	入院记录—现病史	
36	临床表现	现病史	昏睡	个体有无出现昏睡的症状	字符	有/无	入院记录—现病史	

续表5

序号	一级分类	二级分类	指标名称	定义	变量类型	值域	取值来源	指标来源
37	临床表现	现病史	嗜睡	个体有无出现嗜睡的症状	字符	有/无	入院记录—现病史	ASA/AHA《未破裂颅内动脉瘤患者管理指南》《中国脑出血诊治指南2019》《脑血管病学》等
38	临床表现	现病史	精神异常	个体有无出现精神异常的症状	字符	有/无	入院记录—现病史	
39	临床表现	现病史	胡言乱语	个体有无出现胡言乱语的症状	字符	有/无	入院记录—现病史	
40	临床表现	现病史	定向障碍	个体有无出现定向障碍的症状	字符	有/无	入院记录—现病史	
41	临床表现	现病史	幻视	个体有无出现看到客观世界不存在事物的异常现象	字符	有/无	入院记录—现病史	
42	临床表现	现病史	幻听	个体有无出现幻听的症状	字符	有/无	入院记录—现病史	
43	临床表现	现病史	幻嗅	个体是否出现幻嗅的异常情况	字符	是/否/不详	入院记录—现病史	
44	临床表现	现病史	言语不清	个体有无出现言语不清的症状	字符	有/无	入院记录—现病史	
45	临床表现	现病史	大小便失禁	个体有无出现大小便失禁的症状	字符	有/无	入院记录—现病史	

续表 5

序号	一级分类	二级分类	指标名称	定义	变量类型	值域	取值来源	指标来源
46	临床表现	现病史	肢体麻木	个体有无出现肢体麻木的症状	字符	有/无	入院记录—现病史	ASA/AHA《未破裂颅内动脉瘤患者管理指南》《中国脑出血诊治指南2019》《脑血管病学》等
47	临床表现	现病史	肢体抽搐	个体有无出现肢体抽搐的症状	字符	有/无	入院记录—现病史	
48	临床表现	现病史	乏力	个体有无出现自觉疲劳、肢体软弱无力的非特异性疲惫感觉	字符	有/无	入院记录—现病史	
49	临床表现	症状	行走不稳	个体有无出现行走不稳的症状	字符	有/无	入院记录—现病史	
50	临床表现	症状	肢体抖动	个体有无出现肢体抖动的症状	字符	有/无	入院记录—现病史	
51	临床表现	体格检查	体重	个体的体重	数值	/	入院记录—体格检查	
52	临床表现	体格检查	身高	个体的身高	数值	/	入院记录—体格检查	
53	临床表现	体格检查	心率	个体的心率	数值	0～200	入院记录—体格检查	
54	临床表现	体格检查	收缩压	个体的收缩压	数值	0～300	入院记录—体格检查	
55	临床表现	体格检查	舒张压	个体的舒张压	数值	0～200	入院记录—体格检查	
56	临床表现	体格检查	体温	个体的体温	数值	/	入院记录—体格检查	

续表 5

序号	一级分类	二级分类	指标名称	定义	变量类型	值域	取值来源	指标来源
57	临床表现	神经专科检查	意识水平	个体意识水平状态的描述	字符	正常/嗜睡/昏睡/昏迷/不详	入院记录—神经专科检查	
58	临床表现	神经专科检查	左侧瞳孔大小	个体左侧瞳孔大小的测量值，单位是mm	数值	/	入院记录—神经专科检查	
59	临床表现	神经专科检查	右侧瞳孔大小	个体右侧瞳孔大小的测量值，单位是mm	数值	/	入院记录—神经专科检查	
60	临床表现	神经专科检查	直接对光反射	个体的直接对光反射状态	字符	正常/异常/不详	入院记录—神经专科检查	《神经病学》（第9版，人民卫生出版社出版，2018年）
61	临床表现	神经专科检查	间接对光反射	个体的间接对光反射状态	字符	正常/异常/不详	入院记录—神经专科检查	
62	临床表现	神经专科检查	辐辏反射	个体的辐辏反射状态	字符	正常/异常/不详	入院记录—神经专科检查	
63	临床表现	神经专科检查	前庭功能	个体的前庭功能状态	字符	正常/异常/不详	入院记录—神经专科检查	
64	临床表现	神经专科检查	左侧眼球活动受限	个体左侧眼球活动受限方位	字符	上/下/左/右/左上/左下/右上/右下/无	入院记录—神经专科检查	
65	临床表现	神经专科检查	右侧眼球活动受限	个体右侧眼球活动受限方位	字符	上/下/左/右/左上/左下/右上/右下/无	入院记录—神经专科检查	

续表 5

序号	一级分类	二级分类	指标名称	定义	变量类型	值域	取值来源	指标来源
66	临床表现	神经专科检查	水平眼震	个体有无出现水平眼震的异常现象	字符	有/无/不详	入院记录—神经专科检查	《神经病学》(第9版,人民卫生出版社出版,2018年)
67	临床表现	神经专科检查	垂直眼震	个体有无出现垂直眼震的异常现象	字符	有/无/不详	入院记录—神经专科检查	
68	临床表现	神经专科检查	其他类型的眼震	个体有无存在其他类型的眼震	字符	有/无/不详	入院记录—神经专科检查	
69	临床表现	神经专科检查	肌张力增高	个体的肌张力增高状态	字符	折刀样增高/铅管样增高/齿轮样增高/增高（未分类）/无/不详	入院记录—神经专科检查	
70	临床表现	神经专科检查	肌张力减低	个体有无存在肌张力减低	字符	有/无	入院记录—神经专科检查	
71	临床表现	神经专科检查	Babinski 征	个体的巴宾斯基（Babinski）征情况描述	字符	阴性/阳性/可疑/不详	入院记录—神经专科检查	
72	临床表现	神经专科检查	Pussep 征	个体的普谢普（Pussep）征情况描述	字符	阴性/阳性/可疑/不详	入院记录—神经专科检查	
73	临床表现	神经专科检查	Chaddock 征	个体的查多克（Chaddock）征情况描述	字符	阴性/阳性/可疑/不详	入院记录—神经专科检查	
74	临床表现	神经专科检查	Oppenheim 征	个体的奥本海姆（Oppenheim）征情况描述	字符	阴性/阳性/可疑/不详	入院记录—神经专科检查	

续表 5

序号	一级分类	二级分类	指标名称	定义	变量类型	值域	取值来源	指标来源
75	临床表现	神经专科检查	Gordon 征	个体的戈登（Gordon）征情况描述	字符	阴性/阳性/可疑/不详	入院记录—神经专科检查	《神经病学》（第9版，人民卫生出版社出版，2018年）
76	临床表现	神经专科检查	Schaffer 征	个体的夏菲（Schaffer）征情况描述	字符	阴性/阳性/可疑/不详	入院记录—神经专科检查	
77	临床表现	神经专科检查	Gonda 征	个体的贡达（Gonda）征情况描述	字符	阴性/阳性/可疑/不详	入院记录—神经专科检查	
78	临床表现	神经专科检查	Hoffmann 征	个体的霍夫曼（Hoffmann）征情况描述	字符	阴性/阳性/可疑/不详	入院记录—神经专科检查	
79	临床表现	神经专科检查	Rossolimo 征	个体的罗索利莫（Rossolimo）征情况描述	字符	阴性/阳性/可疑/不详	入院记录—神经专科检查	
80	临床表现	神经专科检查	强握反射	个体的强握反射情况描述	字符	阴性/阳性/可疑/不详	入院记录—神经专科检查	
81	临床表现	神经专科检查	下颌反射	个体的下颌反射情况描述	字符	阴性/阳性/可疑/不详	入院记录—神经专科检查	
82	临床表现	神经专科检查	吸吮反射	个体的吸吮反射情况描述	字符	阴性/阳性/可疑/不详	入院记录—神经专科检查	
83	临床表现	神经专科检查	肱二头肌腱反射	个体的肱二头肌腱反射情况描述	字符	亢进/活跃/正常/减弱/消失/可疑/不详	入院记录—神经专科检查	

续表5

序号	一级分类	二级分类	指标名称	定义	变量类型	值域	取值来源	指标来源
84	临床表现	神经专科检查	肱三头肌腱反射	个体的肱三头肌腱反射情况描述	字符	亢进/活跃/正常/减弱/消失/可疑/不详	入院记录—神经专科检查	《神经病学》（第9版，人民卫生出版社出版，2018年）
85	临床表现	神经专科检查	桡骨膜反射	个体的桡骨膜反射情况描述	字符	亢进/活跃/正常/减弱/消失/可疑/不详	入院记录—神经专科检查	
86	临床表现	神经专科检查	膝反射	个体的膝反射情况描述	字符	亢进/活跃/正常/减弱/消失/可疑/不详	入院记录—神经专科检查	
87	临床表现	神经专科检查	跟腱反射	个体的跟腱反射情况描述	字符	亢进/活跃/正常/减弱/消失/可疑/不详	入院记录—神经专科检查	
88	临床表现	神经专科检查	腹壁反射（上）	个体的腹壁反射（上）情况描述	字符	存在/减弱/消失/可疑/不详	入院记录—神经专科检查	
89	临床表现	神经专科检查	腹壁反射（中）	个体的腹壁反射（中）情况描述	字符	存在/减弱/消失/可疑/不详	入院记录—神经专科检查	
90	临床表现	神经专科检查	腹壁反射（下）	个体的腹壁反射（下）情况描述	字符	存在/减弱/消失/可疑/不详	入院记录—神经专科检查	
91	临床表现	神经专科检查	颈抵抗	个体的颈抵抗情况描述	字符	阴性/阳性/可疑/不详	入院记录—神经专科检查	
92	临床表现	神经专科检查	Kernig征	个体的克尼格（Kernig）征情况描述	字符	阴性/阳性/可疑/不详	入院记录—神经专科检查	
93	临床表现	神经专科检查	Brudzinski征	个体的布鲁津斯基（Brudzinski）征情况描述	字符	阴性/阳性/可疑/不详	入院记录—神经专科检查	

续表 5

序号	一级分类	二级分类	指标名称	定义	变量类型	值域	取值来源	指标来源
94	临床表现	神经专科检查	Brudzinski 征类型	个体布鲁津斯基（Brudzinski）征的类型	字符	颈征/下肢征/耻骨征/不详	入院记录—神经专科检查	《神经病学》（第9版，人民卫生出版社出版，2018年）
95	临床表现	神经专科检查	痛觉	个体的痛觉情况描述	字符	正常/过敏/减退/消失/不详	入院记录—神经专科检查	
96	临床表现	神经专科检查	温觉	个体的温觉情况描述	字符	正常/异常/不详	入院记录—神经专科检查	
97	临床表现	神经专科检查	触觉	个体的触觉情况描述	字符	正常/异常/不详	入院记录—神经专科检查	
98	临床表现	神经专科检查	浅感觉异常部位	个体的浅感觉异常部位情况描述	字符	左侧/右侧/双侧/不详	入院记录—神经专科检查	
99	临床表现	神经专科检查	实体觉	个体的实体觉情况描述	字符	正常/异常/不详	入院记录—神经专科检查	
100	临床表现	神经专科检查	振动觉	个体的振动觉情况描述	字符	正常/异常/不详	入院记录—神经专科检查	
101	临床表现	神经专科检查	运动觉	个体的运动觉情况描述	字符	正常/异常/不详	入院记录—神经专科检查	
102	临床表现	神经专科检查	两点辨别觉	个体的两点辨别觉情况描述	字符	正常/异常/不详	入院记录—神经专科检查	
103	临床表现	神经专科检查	深感觉异常部位	个体的深感觉异常部位	字符	左侧/右侧/双侧/不详	入院记录—神经专科检查	

续表5

序号	一级分类	二级分类	指标名称	定义	变量类型	值域	取值来源	指标来源
104	临床表现	神经专科检查	指鼻试验	个体的指鼻试验检查结果	字符	正常/异常/不详	入院记录—神经专科检查	《神经病学》（第9版，人民卫生出版社出版，2018年）
105	临床表现	神经专科检查	快速轮替动作	个体的快速轮替动作检查结果	字符	正常/异常/不详	入院记录—神经专科检查	
106	临床表现	神经专科检查	跟膝胫试验	个体的跟膝胫试验检查结果	字符	正常/异常/不详	入院记录—神经专科检查	
107	临床表现	神经专科检查	Romberg's 试验	个体的龙贝格（Romberg）试验检查结果	字符	（−）/睁闭眼不稳	入院记录—神经专科检查	
108	临床表现	神经专科检查	静止性震颤	个体有无出现静止性震颤的异常现象	字符	有/无/不详	入院记录—神经专科检查	
109	临床表现	神经专科检查	意向性震颤	个体有无出现意向性震颤的异常现象	字符	有/无/不详	入院记录—神经专科检查	
110	临床表现	神经专科检查	姿位性震颤	个体有无出现姿位性震颤的异常现象	字符	有/无/不详	入院记录—神经专科检查	
111	临床表现	神经专科检查	颈项强直	个体是否存在颈项强直	字符	阳性/阴性	入院记录—神经专科检查	
112	临床表现	神经专科检查	动眼神经功能障碍	个体是否存在动眼神经功能障碍	字符	阳性/阴性	入院记录—神经专科检查	
113	临床表现	神经专科检查	滑车神经功能障碍	个体是否存在滑车神经功能障碍	字符	阳性/阴性	入院记录—神经专科检查	
114	临床表现	神经专科检查	外展神经功能障碍	个体是否存在外展神经功能障碍	字符	阳性/阴性	入院记录—神经专科检查	

续表5

序号	一级分类	二级分类	指标名称	定义	变量类型	值域	取值来源	指标来源
115	疾病诊断	循环系统疾病	高血压	个体既往有无患高血压的病史	字符	有/无	病案首页—主要诊断及出院其他诊断；出院记录—出院诊断；门诊诊断记录—诊断名称	ASA/AHA《未破裂颅内动脉瘤患者管理指南》《中国脑出血诊治指南2019》《脑血管病学》等
116	疾病诊断	循环系统疾病	冠心病	个体既往有无患冠心病的病史	字符	有/无	病案首页—主要诊断及出院其他诊断；出院记录—出院诊断；门诊诊断记录—诊断名称	
117	疾病诊断	内分泌、营养和代谢疾病	高脂血症	个体既往有无患高脂血症的病史	字符	有/无	病案首页—主要诊断及出院其他诊断；出院记录—出院诊断；门诊诊断记录—诊断名称	
118	疾病诊断	内分泌、营养和代谢疾病	糖尿病	个体既往有无患糖尿病的病史	字符	有/无	病案首页—主要诊断及出院其他诊断；出院记录—出院诊断；门诊诊断记录—诊断名称	
119	疾病诊断	内分泌、营养和代谢疾病	高胆固醇血症	个体既往有无患高胆固醇血症的病史	字符	有/无	病案首页—主要诊断及出院其他诊断；出院记录—出院诊断；门诊诊断记录—诊断名称	

续表 5

序号	一级分类	二级分类	指标名称	定义	变量类型	值域	取值来源	指标来源
120	疾病诊断	神经系统疾病	多发性颅内动脉瘤	个体既往有无患多发性颅内动脉瘤的病史	字符	有/无	病案首页—主要诊断及出院其他诊断；出院记录—出院诊断；门诊诊断记录—诊断名称	ASA/AHA《未破裂颅内动脉瘤患者管理指南》《中国脑出血诊治指南2019》《脑血管病学》等
121	疾病诊断	泌尿生殖系统疾病	常染色体显性多囊肾	个体既往有无患常染色体显性多囊肾的病史	字符	有/无	病案首页—主要诊断及出院其他诊断；出院记录—出院诊断；门诊诊断记录—诊断名称	
122	疾病诊断	神经系统疾病	神经纤维瘤	个体既往有无患神经纤维瘤的病史	字符	有/无	病案首页—主要诊断及出院其他诊断；出院记录—出院诊断；门诊诊断记录—诊断名称	
123	疾病诊断	肿瘤	Ⅰ型多发性内分泌腺瘤	个体既往有无患Ⅰ型多发性内分泌腺瘤的病史	字符	有/无	病案首页—主要诊断及出院其他诊断；出院记录—出院诊断；门诊诊断记录—诊断名称	
124	疾病诊断	结缔组织疾病	马方综合征	个体既往有无患马方综合征的病史	字符	有/无	病案首页—主要诊断及出院其他诊断；出院记录—出院诊断；门诊诊断记录—诊断名称	

续表 5

序号	一级分类	二级分类	指标名称	定义	变量类型	值域	取值来源	指标来源
125	疾病诊断	循环系统疾病	遗传性出血性毛细血管扩张	个体既往有无患遗传性出血性毛细血管扩张的病史	字符	有/无	病案首页—主要诊断及出院其他诊断；出院记录—出院诊断；门诊诊断记录—诊断名称	ASA/AHA《未破裂颅内动脉瘤患者管理指南》《中国脑出血诊治指南2019》《脑血管病学》等
126	疾病诊断	循环系统疾病	烟雾病	个体既往有无患烟雾病的病史	字符	有/无	病案首页—主要诊断及出院其他诊断；出院记录—出院诊断；门诊诊断记录—诊断名称	
127	检验	血常规	白细胞总数	受检者外周血中的白细胞总数的检测值	数值	/	检验信息—测试项目	
128	检验	血常规	大血小板比率	受检者外周血中的大血小板比率的检测值	数值	/	检验信息—测试项目	
129	检验	血常规	单核细胞比率	受检者外周血中单核细胞占白细胞的百分比的检测值	数值	/	检验信息—测试项目	《诊断学》（第9版，人民卫生出版社出版，2018年）
130	检验	血常规	单核细胞计数	受检者外周血中单核细胞的计数的检测值	数值	/	检验信息—测试项目	
131	检验	血常规	红细胞体积	受检者外周血中红细胞体积占全部血液体积的百分比的检测值	数值	/	检验信息—测试项目	

续表5

序号	一级分类	二级分类	指标名称	定义	变量类型	值域	取值来源	指标来源
132	检验	血常规	红细胞分布宽度标准差	受检者外周血中红细胞分布宽度标准差的检测值	数值	/	检验信息—测试项目	《诊断学》(第9版,人民卫生出版社出版,2018年)
133	检验	血常规	淋巴细胞比率	受检者外周血中淋巴细胞占白细胞的百分比的检测值	数值	/	检验信息—测试项目	
134	检验	血常规	淋巴细胞计数	受检者外周血中淋巴细胞计数的检测值	数值	/	检验信息—测试项目	
135	检验	血常规	嗜碱性粒细胞比率	受检者外周血中嗜碱性粒细胞占粒细胞的百分比的检测值	数值	/	检验信息—测试项目	
136	检验	血常规	嗜碱性粒细胞计数	受检者外周血中嗜碱性粒细胞计数的检测值	数值	/	检验信息—测试项目	
137	检验	血常规	嗜酸性粒细胞比率	受检者外周血中嗜酸性粒细胞占粒细胞的百分比的检测值	数值	/	检验信息—测试项目	
138	检验	血常规	嗜酸性粒细胞计数	受检者外周血中嗜酸性粒细胞计数的检测值	数值	/	检验信息—测试项目	
139	检验	血常规	血小板分布宽度	受检者外周血中血小板分布宽度的检测值	数值	/	检验信息—测试项目	
140	检验	血常规	血小板计数	受检者外周血中血小板计数的检测值	数值	/	检验信息—测试项目	

续表 5

序号	一级分类	二级分类	指标名称	定义	变量类型	值域	取值来源	指标来源
141	检验	血常规	血小板平均体积	受检者外周血中血小板平均体积的检测值	数值	/	检验信息—测试项目	
142	检验	血常规	血小板压积	受检者外周血中血小板压积的检测值	数值	/	检验信息—测试项目	
143	检验	血常规	有核红细胞比率	受检者外周血中有核红细胞比率的检测值	数值	/	检验信息—测试项目	
144	检验	血常规	中性粒细胞比率	受检者外周血中性粒细胞占白细胞的百分比的检测值	数值	/	检验信息—测试项目	
145	检验	血常规	中性粒细胞计数	受检者外周血中性粒细胞计数的检测值	数值	/	检验信息—测试项目	《诊断学》（第 9 版，人民卫生出版社出版，2018 年）
146	检验	血常规	红细胞分布宽度变异系数（RDW）	受检者外周血中红细胞分布宽度变异系数（RDW）的检测值	数值	/	检验信息—测试项目	
147	检验	血常规	红细胞（RBC）计数	受检者外周血中红细胞（RBC）计数的检测值	数值	/	检验信息—测试项目	
148	检验	血常规	红细胞平均血红蛋白含量（MCH）	受检者外周血中红细胞平均血红蛋白含量（MCH）的检测值	数值	/	检验信息—测试项目	
149	检验	血常规	红细胞平均血红蛋白浓度（MCHC）	受检者外周血中红细胞平均血红蛋白浓度（MCHC）的检测值	数值	/	检验信息—测试项目	

续表5

序号	一级分类	二级分类	指标名称	定义	变量类型	值域	取值来源	指标来源
150	检验	血常规	红细胞平均体积（MCV）	受检者外周血中红细胞平均体积（MCV）的检测值	数值	/	检验信息—测试项目	《诊断学》（第9版，人民卫生出版社出版，2018年）
151	检验	血常规	血红蛋白(HB)	受检者外周血中血红蛋白(HB)含量的检测值	数值	/	检验信息—测试项目	
152	检验	血葡萄糖测定	血葡萄糖测定	受检者血液中葡萄糖的检测值	数值	/	检验信息—测试项目	
153	检验	血脂及脂蛋白测定	血清甘油三酯	受检者血脂及脂蛋白检查中血清甘油三酯的检测值	数值	/	检验信息—测试项目	
154	检验	血脂及脂蛋白测定	血清总胆固醇	受检者血脂及脂蛋白检查中血清总胆固醇的检测值	数值	/	检验信息—测试项目	
155	检验	血脂及脂蛋白测定	血清高密度脂蛋白胆固醇	受检者血脂及脂蛋白检查中血清高密度脂蛋白胆固醇的检测值	数值	/	检验信息—测试项目	
156	检验	血脂及脂蛋白测定	血清低密度脂蛋白胆固醇	受检者血脂及脂蛋白检查中血清低密度脂蛋白胆固醇的检测值	数值	/	检验信息—测试项目	
157	检验	肾功能	肌酐（Cr）	受检者肾功能检查中肌酐（Cr）的检测值	数值	/	检验信息—测试项目	

续表5

序号	一级分类	二级分类	指标名称	定义	变量类型	值域	取值来源	指标来源
158	检验	肾功能	尿素氮（BUN）	受检者肾功能检查中血液中尿素氮（BUN）含量的检测值	数值	/	检验信息—测试项目	
159	检验	肾功能	血清尿酸（UA）	受检者肾功能检查中血清尿酸（UA）的检测值	数值	/	检验信息—测试项目	
160	检验	肝功能	血清α-L-岩藻糖苷酶	受检者肝功能检查中血清α-L-岩藻糖苷酶的检测值	数值	/	检验信息—测试项目	
161	检验	肝功能	血清间接胆红素	受检者肝功能检查中血清间接胆红素的检测值	数值	/	检验信息—测试项目	《诊断学》（第9版，人民卫生出版社出版，2018年）
162	检验	肝功能	血清球蛋白	受检者肝功能检查中血清球蛋白的检测值	数值	/	检验信息—测试项目	
163	检验	肝功能	血清总胆汁酸	受检者肝功能检查中血清总胆汁酸的检测值	数值	/	检验信息—测试项目	
164	检验	肝功能	血清γ-谷氨酰转移酶（GGT）	受检者肝功能检查中血清γ-谷氨酰转移酶（GGT）的检测值	数值	/	检验信息—测试项目	
165	检验	肝功能	血清白蛋白（ALB）	受检者肝功能检查中血清中白蛋白（ALB）含量的检测值	数值	/	检验信息—测试项目	

续表5

序号	一级分类	二级分类	指标名称	定义	变量类型	值域	取值来源	指标来源
166	检验	肝功能	血清丙氨酸氨基转移酶（ALT）	受检者肝功能检查中血清中丙氨酸氨基转移酶（ALT）含量的检测值	数值	/	检验信息—测试项目	《诊断学》（第9版，人民卫生出版社出版，2018年）
167	检验	肝功能	血清天门冬氨酸氨基转移酶（AST）	受检者肝功能检查中血清中天门冬氨酸氨基转移酶（AST）含量的检测值	数值	/	检验信息—测试项目	
168	检验	肝功能	血清直接胆红素（DB）	受检者肝功能检查中血清直接胆红素（DB）的检测值	数值	/	检验信息—测试项目	
169	检验	肝功能	血清总胆红素（TB）	受检者肝功能检查中血清总胆红素（TB）的检测值	数值	/	检验信息—测试项目	
170	检验	肝功能	血清总蛋白（TP）	受检者肝功能检查中血清总蛋白（TP）的检测值	数值	/	检验信息—测试项目	
171	检验	体液免疫和补体检查	C反应蛋白（CRP）	受检者体液免疫和补体检查中C反应蛋白（CRP）的检测值	数值	/	检验信息—测试项目	
172	检验	体液免疫和补体检查	超敏C反应蛋白	受检者体液免疫和补体检查中超敏C反应蛋白的检测值	数值	/	检验信息—测试项目	

续表5

序号	一级分类	二级分类	指标名称	定义	变量类型	值域	取值来源	指标来源
173	检验	红细胞沉降率测定	红细胞沉降率（ESR）测定	受检者红细胞沉降率（ESR）测定的检测值	数值	/	检验信息—测试项目	《诊断学》（第9版，人民卫生出版社出版，2018年）
174	检验	体液免疫和补体检查	免疫球蛋白G（IgG）	受检者体液免疫和补体检查中免疫球蛋白G（IgG）的检测值	数值	/	检验信息—测试项目	
175	检验	体液免疫和补体检查	免疫球蛋白A（IgA）	受检者体液免疫和补体检查中免疫球蛋白A（IgA）的检测值	数值	/	检验信息—测试项目	
176	检验	体液免疫和补体检查	免疫球蛋白M（IgM）	受检者体液免疫和补体检查中免疫球蛋白M（IgM）的检测值	数值	/	检验信息—测试项目	
177	检验	体液免疫和补体检查	补体3（C3）	受检者体液免疫和补体检查中血清中补体3（C3）的检测值	数值	/	检验信息—测试项目	
178	检验	体液免疫和补体检查	补体4（C4）	受检者体液免疫和补体检查中血清中补体4（C4）的检测值	数值	/	检验信息—测试项目	
179	检验	凝血及抗凝血检查	血清凝血酶原时间（PT）	受检者凝血及抗凝血检查中血清凝血酶原时间（PT）的检测值	数值	/	检验信息—测试项目	
180	检验	凝血及抗凝血检查	凝血酶原时间活动度（PT-TA）	受检者凝血及抗凝血检查中凝血酶原时间活动度（PTTA）的检测值	数值	/	检验信息—测试项目	

续表5

序号	一级分类	二级分类	指标名称	定义	变量类型	值域	取值来源	指标来源
181	检验	凝血及抗凝血检查	国际标准化比值（INR）	受检者凝血及抗凝血检查中国际标准化比值（INR）的检测值	数值	/	检验信息—测试项目	《诊断学》（第9版，人民卫生出版社出版，2018年）
182	检验	凝血及抗凝血检查	活化部分凝血活酶时间（APTT）	受检者凝血及抗凝血检查中活化部分凝血活酶时间（APTT）的检测值	数值	/	检验信息—测试项目	
183	检验	凝血及抗凝血检查	凝血酶时间（TT）	受检者凝血及抗凝血检查中凝血酶时间（TT）的检测值	数值	/	检验信息—测试项目	
184	检验	凝血及抗凝血检查	血浆纤维蛋白原测定	受检者凝血及抗凝血检查中血浆纤维蛋白原测定的检测值	数值	/	检验信息—测试项目	
185	检验	纤溶系统检查	D-二聚体	受检者的纤溶系统检查中D-二聚体的检测值	数值	/	检验信息—测试项目	
186	检验	纤溶系统检查	纤维蛋白原降解产物	受检者的纤溶系统检查中纤维蛋白原降解产物的检测值	数值	/	检验信息—测试项目	
187	检验	纤溶系统检查	血浆抗凝血酶Ⅲ	受检者的纤溶系统检查中血浆抗凝血酶Ⅲ的检测值	数值	/	检验信息—测试项目	
188	检验	肿瘤相关抗原测定	癌胚抗原	受检者癌胚抗原的检测值	数值	/	检验信息—测试项目	

续表 5

序号	一级分类	二级分类	指标名称	定义	变量类型	值域	取值来源	指标来源
189	检验	肿瘤相关抗原测定	甲胎蛋白	受检者血液中甲胎蛋白含量的检测值	数值	/	检验信息—测试项目	《诊断学》（第9版，人民卫生出版社出版，2018年）
190	检验	肿瘤相关抗原测定	鳞状细胞癌相关抗原（SCC）	受检者鳞状细胞癌相关抗原（SCC）的检测值	数值	/	检验信息—测试项目	
191	检验	肿瘤相关抗原测定	人附睾蛋白（HE4）	受检者人附睾蛋白（HE4）的检测值	数值	/	检验信息—测试项目	
192	检验	肿瘤相关抗原测定	神经元特异性烯醇化酶	受检者血液中神经元特异性烯醇化酶含量的检测值	数值	/	检验信息—测试项目	
193	检验	肿瘤相关抗原测定	铁蛋白	受检者血液中铁蛋白的检测值	数值	/	检验信息—测试项目	
194	检验	肿瘤相关抗原测定	细胞角蛋白19片段(CTFRA21-1)	受检者血液中细胞角蛋白19片段（CTFRA21-1）的检测值	数值	/	检验信息—测试项目	
195	检验	肿瘤相关抗原测定	游离/总前列腺特异性抗原（FPSA/TPSA）	受检者血液中游离/总前列腺特异性抗原（FPSA/TPSA）的检测值	数值	/	检验信息—测试项目	
196	检验	肿瘤相关抗原测定	游离前列腺特异性抗原	受检者血液中游离前列腺特异性抗原的检测值	数值	/	检验信息—测试项目	

续表5

序号	一级分类	二级分类	指标名称	定义	变量类型	值域	取值来源	指标来源
197	检验	肿瘤相关抗原测定	肿瘤坏死因子（TNF）	受检者血液中肿瘤坏死因子（TNF）的检测值	数值	/	检验信息—测试项目	《诊断学》（第9版，人民卫生出版社出版，2018年）
198	检验	肿瘤相关抗原测定	总前列腺特异性抗原	受检者血液中总前列腺特异性抗原的检测值	数值	/	检验信息—测试项目	
199	检验	肿瘤相关抗原测定	糖类抗原（CA-125）	受检者血液中糖类抗原（CA-125）的检测值	数值	/	检验信息—测试项目	
200	检验	肿瘤相关抗原测定	糖类抗原（CA130）	受检者血液中糖类抗原（CA130）的检测值	数值	/	检验信息—测试项目	
201	检验	肿瘤相关抗原测定	糖类抗原（CA15-3）	受检者血液中糖类抗原（CA15-3）的检测值	数值	/	检验信息—测试项目	
202	检验	肿瘤相关抗原测定	糖类抗原（CA19-9）	受检者血液中糖类抗原（CA19-9）的检测值	数值	/	检验信息—测试项目	
203	检验	肿瘤相关抗原测定	糖类抗原（CA24-2）	受检者血液中糖类抗原（CA24-2）的检测值	数值	/	检验信息—测试项目	
204	检验	肿瘤相关抗原测定	糖类抗原（CA-27）	受检者血液中糖类抗原（CA-27）的检测值	数值	/	检验信息—测试项目	
205	检验	肿瘤相关抗原测定	糖类抗原（CA-29）	受检者血液中糖类抗原（CA-29）的检测值	数值	/	检验信息—测试项目	
206	检验	肿瘤相关抗原测定	糖类抗原（CA-50）	受检者血液中糖类抗原（CA-50）的检测值	数值	/	检验信息—测试项目	

续表 5

序号	一级分类	二级分类	指标名称	定义	变量类型	值域	取值来源	指标来源
207	检验	肿瘤相关抗原测定	糖类抗原（CA72-4）	受检者血液中糖类抗原（CA72-4）的检测值	数值	/	检验信息—测试项目	
208	检验	细胞免疫检查	CD3+细胞百分比	受检者血液中CD3+细胞百分比含量的检测值	数值	/	检验信息—测试项目	
209	检验	细胞免疫检查	CD3+细胞绝对值	受检者血液中CD3+细胞绝对值的检测值	数值	/	检验信息—测试项目	
210	检验	细胞免疫检查	CD4+/CD8+比值测定（Th/Ts）	受检者血液中CD4+/CD8+比值测定（Th/Ts）的检测值	数值	/	检验信息—测试项目	《诊断学》（第 9 版，人民卫生出版社出版，2018 年）
211	检验	细胞免疫检查	CD3+CD4+细胞百分比	受检者血液中CD3+CD4+细胞百分比的检测值	数值	/	检验信息—测试项目	
212	检验	细胞免疫检查	CD3+CD4+细胞绝对值	受检者血液中CD3+CD4+细胞绝对值的检测值	数值	/	检验信息—测试项目	
213	检验	细胞免疫检查	CD3+CD8+细胞百分比	受检者血液中CD3+CD8+细胞百分比的检测值	数值	/	检验信息—测试项目	
214	检验	细胞免疫检查	CD3+CD8+细胞绝对值	受检者血液中CD3+CD8+细胞绝对值含量的检测值	数值	/	检验信息—测试项目	

续表 5

序号	一级分类	二级分类	指标名称	定义	变量类型	值域	取值来源	指标来源
215	检验	细胞免疫检查	白介素-10	受检者血液中白介素-10的检测值	数值	/	检验信息—测试项目	《诊断学》（第9版，人民卫生出版社出版，2018年）
216	检验	细胞免疫检查	白介素-2	受检者血液中白介素-2含量的检测值	数值	/	检验信息—测试项目	
217	检验	细胞免疫检查	白介素-4	受检者血液中白介素-4含量的检测值	数值	/	检验信息—测试项目	
218	检验	细胞免疫检查	白介素-6	受检者血液中白介素-6含量的检测值	数值	/	检验信息—测试项目	
219	检验	无机元素测定	钾测定	受检者无机元素检查中钾离子含量的检测值	数值	/	检验信息—测试项目	
220	检验	无机元素测定	钠测定	受检者无机元素检查中钠离子含量的检测值	数值	/	检验信息—测试项目	
221	检验	无机元素测定	氯测定	受检者无机元素检查中氯离子含量的检测值	数值	/	检验信息—测试项目	
222	检验	无机元素测定	钙测定	受检者无机元素检查中钙离子含量的检测值	数值	/	检验信息—测试项目	
223	检验	激素测定	降钙素原(PCT)	受检者血液中降钙素原(PCT)含量的检测值	数值	/	检验信息—测试项目	
224	检验	激素测定	血清促甲状腺激素	受检者血清促甲状腺激素的检测值	数值	/	检验信息—测试项目	

续表5

序号	一级分类	二级分类	指标名称	定义	变量类型	值域	取值来源	指标来源
225	检验	激素测定	血清三碘甲状腺原氨酸	受检者血清三碘甲状腺原氨酸的检测值	数值	/	检验信息—测试项目	《诊断学》（第9版，人民卫生出版社出版，2018年）
226	检验	激素测定	血清甲状腺素	受检者血清甲状腺素的检测值	数值	/	检验信息—测试项目	
227	检验	激素测定	雌二醇测定	受检者雌二醇测定的检测值	数值	/	检验信息—测试项目	
228	检验	激素测定	睾酮测定	受检者睾酮测定的检测值	数值	/	检验信息—测试项目	
229	检验	激素测定	黄体生成激素测定	受检者黄体生成激素测定的检测值	数值	/	检验信息—测试项目	
230	检验	激素测定	泌乳素测定	受检者泌乳素测定的检测值	数值	/	检验信息—测试项目	
231	检验	激素测定	孕酮测定	受检者孕酮测定的检测值	数值	/	检验信息—测试项目	
232	检验	尿液检查	尿液透明度	受检者尿液透明度的检测值	数值	/	检验信息—测试项目	
233	检验	尿液检查	尿比重测定	受检者尿比重测定的检测值	数值	/	检验信息—测试项目	
234	检验	尿液检查	尿液酸碱度测定	受检者尿液酸碱度测定的检测值	数值	/	检验信息—测试项目	

续表 5

序号	一级分类	二级分类	指标名称	定义	变量类型	值域	取值来源	指标来源
235	检验	尿液检查	尿液亚硝酸盐试验	受检者尿液亚硝酸盐试验的检测值	数值	/	检验信息—测试项目	《诊断学》(第9版,人民卫生出版社出版,2018年)
236	检验	尿液检查	尿酮体试验	受检者尿酮体试验的检测值	数值	/	检验信息—测试项目	
237	检验	尿液检查	尿隐血检查	受检者尿隐血检查的检测值	数值	/	检验信息—测试项目	
238	检验	尿液检查	尿红细胞检查	受检者尿红细胞检查的检测值	数值	/	检验信息—测试项目	
239	检验	尿液检查	尿白细胞检查	受检者尿白细胞检查的检测值	数值	/	检验信息—测试项目	
240	检验	尿液检查	尿上皮细胞检查	受检者尿上皮细胞检查的检测值	数值	/	检验信息—测试项目	
241	检验	尿液检查	尿液细菌检查	受检者尿液细菌检查的检测值	数值	/	检验信息—测试项目	
242	检验	尿液检查	尿病理管型检查	受检者尿病理管型检查的检测值	数值	/	检验信息—测试项目	
243	检验	尿液检查	尿电导率	受检者尿电导率的检测值	数值	/	检验信息—测试项目	
244	检验	尿液检查	尿浓缩度信息	受检者尿浓缩度信息的检测值	数值	/	检验信息—测试项目	

续表5

序号	一级分类	二级分类	指标名称	定义	变量类型	值域	取值来源	指标来源
245	检验	尿液检查	尿透明管型检查	受检者尿透明管型检查的检测结果	字符	文本	检验信息—测试项目	《诊断学》（第9版，人民卫生出版社出版，2018年）
246	检验	粪便检查	粪便颜色	受检者粪便颜色的检测结果	字符	文本	检验信息—测试项目	
247	检验	粪便检查	粪便性状	受检者粪便性状的检测结果	字符	文本	检验信息—测试项目	
248	检验	粪便检查	粪便隐血	受检者粪便隐血的检测结果	字符	文本	检验信息—测试项目	
249	检验	粪便检查	粪便红细胞	受检者粪便红细胞的检测值	数值	/	检验信息—测试项目	
250	检验	粪便检查	粪便白细胞	受检者粪便白细胞的检测值	数值	/	检验信息—测试项目	
251	检验	粪便检查	粪便吞噬细胞	受检者粪便吞噬细胞的检测值	数值	/	检验信息—测试项目	
252	检查	CTA	CTA提示颅内动脉瘤	CTA是否提示颅内动脉瘤	字符	是/否	检查信息—描述、诊断	ASA/AHA《未破裂颅内动脉瘤患者管理指南》《中国脑出血诊治指南2019》《脑血管病学》等
253	检查	CTA	CTA提示颈内动脉瘤	CTA是否提示颈内动脉瘤	字符	是/否	检查信息—描述、诊断	
254	检查	CTA	CTA提示椎动脉瘤	CTA是否提示椎动脉瘤	字符	是/否	检查信息—描述、诊断	

续表 5

序号	一级分类	二级分类	指标名称	定义	变量类型	值域	取值来源	指标来源
255	检查	MRA	MRA 提示颅内动脉瘤	MRA 是否提示颅内动脉瘤	字符	是/否	检查信息—描述、诊断	ASA/AHA《未破裂颅内动脉瘤患者管理指南》《中国脑出血诊治指南2019》《脑血管病学》等
256	检查	MRA	MRA 提示颈内动脉瘤	MRA 是否提示颈内动脉瘤	字符	是/否	检查信息—描述、诊断	
257	检查	MRA	MRA 提示椎动脉瘤	MRA 是否提示椎动脉瘤	字符	是/否	检查信息—描述、诊断	
258	检查	DSA	DSA 提示颅内动脉瘤	DSA 是否提示颅内动脉瘤	字符	是/否	检查信息—描述、诊断	
259	检查	DSA	DSA 提示颈内动脉瘤	DSA 是否提示颈内动脉瘤	字符	是/否	检查信息—描述、诊断	
260	检查	DSA	DSA 提示椎动脉瘤	DSA 是否提示椎动脉瘤	字符	是/否	检查信息—描述、诊断	
261	检查	影像学	破裂的动脉瘤	影像学检查有无提示破裂的动脉瘤	字符	有/无	检查信息—描述、诊断	
262	检查	影像学	颅内血管畸形	影像学检查有无提示颅内血管畸形	字符	有/无	检查信息—描述、诊断	
263	检查	影像学	未破裂颅内动脉瘤	影像学检查有无提示未破裂颅内动脉瘤	字符	有/无	检查信息—描述、诊断	
264	检查	影像学	提示单侧优势 A1	影像学检查有无提示单侧优势 A1	字符	有/无	检查信息—描述、诊断	

续表 5

序号	一级分类	二级分类	指标名称	定义	变量类型	值域	取值来源	指标来源
265	检查	影像学	提示前交通动脉一侧缺如 A1 段	影像学检查有无提示前交通动脉一侧缺如 A1 段	字符	有/无	检查信息—描述、诊断	
266	检查	影像学	提示前交通动脉畸形	影像学检查有无提示前交通动脉畸形	字符	有/无	检查信息—描述、诊断	
267	检查	影像学	提示单干变异	影像学检查有无提示单干变异	字符	有/无	检查信息—描述、诊断	
268	检查	影像学	巨大动脉瘤	影像学检查有无提示巨大动脉瘤	字符	有/无	检查信息—描述、诊断	ASA/AHA《未破裂颅内动脉瘤患者管理指南》《中国脑出血诊治指南 2019》《脑血管病学》等
266	检查	影像学	瘤腔内存在血栓	影像学检查有无提示瘤腔内存在血栓	字符	有/无	检查信息—描述、诊断	
270	检查	影像学	瘤颈残留	影像学检查有无提示瘤颈残留	字符	有/无	检查信息—描述、诊断	
271	检查	影像学	栓塞/填塞不完全	影像学检查有无提示栓塞/填塞不完全	字符	有/无	检查信息—描述、诊断	
272	检查	影像学	囊状动脉瘤	影像学检查有无提示囊状动脉瘤	字符	有/无	检查信息—描述、诊断	
273	检查	影像学	梭形动脉瘤	影像学检查有无提示梭形动脉瘤	字符	有/无	检查信息—描述、诊断	
274	检查	影像学	圆柱形动脉瘤	影像学检查有无提示圆柱形动脉瘤	字符	有/无	检查信息—描述、诊断	

续表5

序号	一级分类	二级分类	指标名称	定义	变量类型	值域	取值来源	指标来源
275	检查	影像学	舟状动脉瘤	影像学检查有无提示舟状动脉瘤	字符	有/无	检查信息—描述、诊断	ASA/AHA《未破裂颅内动脉瘤患者管理指南》《中国脑出血诊治指南2019》《脑血管病学》等
276	检查	影像学	蜿蜒状动脉瘤	影像学检查有无提示蜿蜒状动脉瘤	字符	有/无	检查信息—描述、诊断	
277	检查	影像学	夹层动脉瘤	影像学检查有无提示夹层动脉瘤	字符	有/无	检查信息—描述、诊断	
278	检查	影像学	动脉瘤大小	影像学检查报告中关于动脉瘤大小的描述	数值	/	检查信息—描述、诊断	
279	检查	影像学	动脉瘤瘤径	影像学检查报告中关于动脉瘤瘤径的描述	数值	/	检查信息—描述、诊断	
280	检查	影像学	瘤顶瘤颈比	影像学检查报告中关于瘤顶瘤颈比的描述	数值	/	检查信息—描述、诊断	
281	检查	影像学	前循环动脉瘤	影像学检查有无提示前循环动脉瘤	字符	有/无	检查信息—描述、诊断	
282	检查	影像学	后循环动脉瘤	影像学检查有无提示后循环动脉瘤	字符	有/无	检查信息—描述、诊断	
283	检查	影像学	粟粒状动脉瘤	影像学检查有无提示粟粒状动脉瘤	字符	有/无	检查信息—描述、诊断	
284	检查	影像学	有无合并烟雾病	影像学检查有无提示合并烟雾病	字符	有/无	检查信息—描述、诊断	

续表5

序号	一级分类	二级分类	指标名称	定义	变量类型	值域	取值来源	指标来源
285	检查	影像学	脑动脉狭窄	影像学检查有无提示合并脑动脉狭窄	字符	有/无	检查信息—描述、诊断	
286	检查	影像学	颈动脉狭窄	影像学检查有无提示合并颈动脉狭窄	字符	有/无	检查信息—描述、诊断	
287	检查	影像学	椎动脉狭窄	影像学检查有无提示合并椎动脉狭窄	字符	有/无	检查信息—描述、诊断	
288	评估量表	评价量表	Hunt-Hess分级	患者的Hunt-Hess分级	字符	/	病程记录—手术记录	ASA/AHA《未破裂颅内动脉瘤患者管理指南》《中国脑出血诊治指南2019》《脑血管病学》等
289	评估量表	评价量表	Fisher分级	患者的Fisher分级	字符	/	病程记录—手术记录	
290	评估量表	评价量表	GCS评分	患者的GCS评分	字符	/	病程记录—手术记录	
291	治疗	药物治疗	尼莫地平	患者有无使用尼莫地平	字符	有/无	住院医嘱—医嘱用药 门诊医嘱—医嘱用药	
292	治疗	药物治疗	神经保护剂	患者有无使用神经保护剂	字符	有/无	住院医嘱—医嘱用药 门诊医嘱—医嘱用药	
293	治疗	药物治疗	抗出血药	患者有无使用抗出血药	字符	有/无	住院医嘱—医嘱用药 门诊医嘱—医嘱用药	
294	治疗	药物治疗	抗胃酸药	患者有无使用抗胃酸药	字符	有/无	住院医嘱—医嘱用药 门诊医嘱—医嘱用药	

续表 5

序号	一级分类	二级分类	指标名称	定义	变量类型	值域	取值来源	指标来源
295	治疗	药物治疗	抗癫痫药	患者有无使用抗癫痫药	字符	有/无	住院医嘱—医嘱用药 门诊医嘱—医嘱用药	ASA/AHA《未破裂颅内动脉瘤患者管理指南》《中国脑出血诊治指南2019》《脑血管病学》等
296	治疗	手术及操作	血管内手术治疗日期	患者行血管内手术治疗的日期	日期	/	病程记录—手术记录	
297	治疗	手术及操作	具体血管内治疗术名称	患者行血管内手术的具体手术名称	字符	/	病程记录—手术记录	
298	治疗	手术及操作	支架成形/栓塞	患者是否行支架成形/栓塞术	字符	是/否	病程记录—手术记录	
299	治疗	手术及操作	弹簧圈栓塞	患者是否行弹簧圈栓塞术	字符	是/否	病程记录—手术记录	
300	治疗	手术及操作	支架辅助弹簧圈	患者是否行支架辅助弹簧圈治疗术	字符	是/否	病程记录—手术记录	
301	治疗	手术及操作	血管内治疗与发病日期间隔	患者行血管内治疗与发病日期间隔天数	数值	/	病程记录—手术记录	
302	治疗	手术及操作	开颅夹闭术日期	患者行开颅夹闭术日期	日期	/	病程记录—手术记录	
303	治疗	手术及操作	具体的开颅夹闭手术名称	患者行开颅夹闭术的具体手术名称	字符	/	病程记录—手术记录	
304	治疗	手术及操作	开颅夹闭术与发病日期间隔	患者行开颅夹闭术与发病日期间隔天数	数值	/	病程记录—手术记录	

续表5

序号	一级分类	二级分类	指标名称	定义	变量类型	值域	取值来源	指标来源
305	治疗	手术及操作	Raymond-Roy分类——完全闭塞	患者术中Raymond-Roy分类评估是否为完全闭塞	字符	是/否	病程记录—手术记录	ASA/AHA《未破裂颅内动脉瘤患者管理指南》《中国脑出血诊治指南2019》《脑血管病学》等
306	治疗	手术及操作	Raymond-Roy分类——瘤颈残留	患者术中Raymond-Roy分类评估是否为瘤颈残留	字符	是/否	病程记录—手术记录	
307	治疗	手术及操作	Raymond-Roy分类——不完全闭塞	患者术中Raymond-Roy分类评估是否为不完全闭塞	字符	是/否	病程记录—手术记录	
308	预后	预后信息	手术后下次就诊日期	颅内动脉瘤手术后最近一次就诊的日期（门诊取门诊日期/住院取入院日期）	日期	/	病程记录—手术记录	
309	预后	预后信息	术后最近一次就诊影像学提示	颅内动脉瘤手术后最近一次就诊的颅脑影像学提示结果	字符	/	病程记录—手术记录	
310	预后	栓塞术后随访结果	稳定	患者栓塞术后随访结果是否为稳定	字符	是/否	检查信息—描述、诊断	
311	预后	栓塞术后随访结果	复发	患者栓塞术后随访结果是否为复发	字符	是/否	检查信息—描述、诊断	

续表5

序号	一级分类	二级分类	指标名称	定义	变量类型	值域	取值来源	指标来源
312	预后	栓塞术后随访结果	进展性血栓形成	患者栓塞术后随访结果是否为进展性血栓形成	字符	是/否	检查信息—描述、诊断	ASA/AHA《未破裂颅内动脉瘤患者管理指南》《中国脑出血诊治指南2019》《脑血管病学》等
313	预后	栓塞术后随访结果	支架内狭窄	患者栓塞术后随访结果是否为支架内狭窄	字符	是/否	检查信息—描述、诊断	